Douglas Odhiambo Owino

Estratégias para melhorar a qualidade dos cuidados de saúde nos hospitais do Quénia

Douglas Odhiambo Owino

Estratégias para melhorar a qualidade dos cuidados de saúde nos hospitais do Quénia

ScienciaScripts

Imprint
Any brand names and product names mentioned in this book are subject to trademark, brand or patent protection and are trademarks or registered trademarks of their respective holders. The use of brand names, product names, common names, trade names, product descriptions etc. even without a particular marking in this work is in no way to be construed to mean that such names may be regarded as unrestricted in respect of trademark and brand protection legislation and could thus be used by anyone.

Cover image: www.ingimage.com

This book is a translation from the original published under ISBN 978-3-659-82805-8.

Publisher:
Sciencia Scripts
is a trademark of
Dodo Books Indian Ocean Ltd. and OmniScriptum S.R.L publishing group

120 High Road, East Finchley, London, N2 9ED, United Kingdom
Str. Armeneasca 28/1, office 1, Chisinau MD-2012, Republic of Moldova, Europe
Printed at: see last page
ISBN: 978-620-8-17287-9

DEDICAÇÃO

Este projeto de investigação é dedicado aos membros de toda a minha família que se encontram entre os muitos quenianos que enfrentam o desafio de aceder a tratamentos e cuidados de qualidade em vários hospitais. Uma dedicação especial vai para a minha querida esposa Alice Getrude Atieno Okonya, as minhas filhas Stephie Sarah Kenyagah e Lovelle Josephine Akinyi, o meu filho Douglas Booker Owino Jnr, a minha mãe Sarah Kenyagah e o meu falecido pai Booker Owino Ojero.

Dedico também esta investigação a todos aqueles que merecem ter acesso a cuidados de saúde especializados e de qualidade e àqueles que morreram de causas e/ou doenças evitáveis.

AGRADECIMENTOS

Em primeiro lugar e acima de tudo, agradeço a Deus Todo-Poderoso pela Sua graça, orientação, proteção e direção contínuas durante o meu estudo. Gostaria de agradecer às seguintes pessoas: à minha orientadora, Dra. Mary Kinoti, pela sua orientação profissional e boa supervisão que me permitiram concluir este projeto de investigação.

Agradeço também ao meu moderador, Dr. James Gathungu, pelos seus valiosos comentários sobre a proposta de investigação e à Prof.ª A.N. Guantai, Presidente do Comité de Ética do KNH/UoN, pelos seus valiosos comentários e autorização para recolher dados no Kenyatta National Hospital.

Os meus agradecimentos ao Dr. W. Aruasa, Diretor Adjunto e Presidente do Comité de Ética e Investigação Institucional do MTRH, por ter aprovado o meu pedido de recolha de dados no Moi Teaching and Referral Hospital. Ao Sr. Josephat Rotich, Diretor de Recursos Humanos do Distrito de Uasin Gishu, pelo seu apoio e por ter facilitado a recolha de dados no MTRH.

Rahab Asira, Secretária do Departamento de Risco e Garantia de Qualidade, e Dickson Kimeu Muia, funcionário administrativo sénior, Prime Care, ambos do Kenyatta National

Hospital para facilitar a recolha de dados.

RESUMO

Este estudo examinou a eficácia das estratégias de qualidade dos cuidados de saúde na melhoria da prestação de serviços em hospitais de referência nacionais no Quénia. A referenciação nacional refere-se a um processo através do qual os prestadores de cuidados de saúde a níveis inferiores do sistema de cuidados de saúde procuram a ajuda de prestadores mais bem equipados ou especialmente formados para orientar ou assumir a responsabilidade pela gestão de um episódio específico do estado clínico de um doente. A população deste estudo incluiu dois hospitais nacionais de referência no Quénia, nomeadamente o Kenyatta National Hospital e o Moi Teaching and Referral Hospital, que têm um total de 96 departamentos e enfermarias. Devido à reduzida dimensão da amostra, foi efectuado um recenseamento nos dois hospitais nacionais de referência. Foi distribuído um total de 96 questionários, dos quais 67 foram preenchidos e devolvidos, o que representa uma taxa de resposta de 69,8 por cento. A análise dos dados qualitativos foi efectuada através de um teste unilateral para determinar o coeficiente de regressão com um intervalo de confiança de 95%, e os dados qualitativos foram submetidos a uma análise de conteúdo. Os resultados do estudo mostram que as estratégias de cuidados de saúde têm um impacto positivo na qualidade dos serviços nos hospitais de referência nacional, embora as estratégias estejam associadas a sistemas de prestação de serviços, processos e resultados em graus variáveis. A introdução de aplicações TIC teve um maior impacto nos sistemas de cuidados posteriores em comparação com outras intervenções estratégicas. A formação em liderança estratégica, o financiamento baseado em resultados (RBF) e as intervenções estratégicas departamentais específicas tiveram um impacto muito significativo na melhoria da qualidade dos serviços, como as taxas de readmissão, as taxas médias de mortalidade, o tempo de tratamento dos doentes e o tempo médio de espera para o tratamento. As iniciativas de melhoria da qualidade de alguns serviços para reduzir as taxas de infeção apresentaram uma associação ligeiramente significativa em comparação com outras medidas. As estratégias adoptadas pelos hospitais para melhorar a qualidade dos cuidados de saúde também se relacionaram de forma muito significativa com a duração média dos internamentos.

O nível de satisfação dos clientes mostrou uma maior relação significativa com a implementação das TIC e com intervenções estratégicas departamentais específicas para melhorar a qualidade do serviço. Os resultados também mostraram que a visão, a missão, o plano estratégico, a carta de prestação de serviços, os recursos humanos e as instalações físicas eram factores críticos na implementação de estratégias de melhoria dos cuidados de saúde nos dois hospitais. Isto mostra claramente que as estratégias de melhoria da qualidade nos hospitais requerem uma abordagem multifacetada e a adoção de um modelo adequado para implementar as estratégias. O estudo recomenda a adoção de uma abordagem integrada dos programas de melhoria da qualidade (PQI) e a utilização crescente das inovações das TIC para melhorar os tempos de resposta. A direção do hospital deve encorajar outras inovações na prestação de serviços nas unidades funcionais que sejam apropriadas para os diferentes departamentos, a fim de complementar os programas institucionais. A institucionalização de programas de formação para a mudança de atitude é necessária para a implementação bem sucedida de várias intervenções estratégicas, uma vez que a atitude do pessoal é um dos principais obstáculos à implementação dos PQI. É aconselhável adotar um modelo ideal para a implementação de estratégias de qualidade dos cuidados de saúde para otimizar a qualidade dos serviços e os resultados clínicos. O estudo recomenda igualmente a inclusão dos PQI no currículo de base dos profissionais de saúde. Devem ser realizados mais estudos sobre intervenções estratégicas específicas que possam ser utilizadas para otimizar a qualidade dos serviços de saúde e os resultados clínicos nos hospitais públicos do Quénia.

Palavras-chave: eficácia, qualidade, cuidados de saúde, prestação de serviços, hospitais de referência, sistemas de gestão da qualidade

ABREVIATURAS

AHA - Associação Americana do Coração

GoK- Governo do Quénia

IOM - Instituto de Medicina

ISO - Organização Internacional de Normalização

Hospital Nacional KNH-Kenyatta

Ministério da Saúde

MTRH- Hospital de Ensino e Referência de Moi

NICHM - Instituto de Saúde Pública da Carolina do Norte

QIPs - Programas de Melhoria da Qualidade

EUA - Estados Unidos da América

OMS - Organização Mundial de Saúde

DEFINIÇÕES

Clínica: refere-se à observação e ao tratamento dos doentes.

Qualidade: é o grau em que os serviços de saúde para indivíduos e populações aumentam a probabilidade de resultados de saúde desejados.

Auditoria da qualidade: refere-se a um processo sistemático, independente e documentado de obtenção de provas de auditoria e de avaliação objetiva das mesmas para determinar a conformidade com os sistemas e normas de gestão da qualidade e com os procedimentos documentados do hospital.

Círculos de qualidade: refere-se a várias equipas formadas a diferentes níveis organizacionais para assegurar a aplicação e o acompanhamento eficazes dos programas de melhoria da qualidade.

Encaminhamento: refere-se a qualquer processo em que os prestadores de cuidados de saúde de níveis inferiores do sistema de saúde procuram a assistência de prestadores mais bem equipados ou com formação especial para tratar a condição clínica de um doente.

CAPÍTULO 1: INTRODUÇÃO

1.1 Antecedentes do estudo

A prestação de cuidados de saúde varia em todo o mundo e quase todas as nações ricas prestam cuidados de saúde universais, com exceção dos EUA (Shah, 2011). De acordo com a Organização Mundial de Saúde (2003), os indicadores utilizados para avaliar o desempenho global dos sistemas nacionais de saúde e a qualidade dos cuidados de saúde variam de país para país. Na última década, a avaliação comparativa do desempenho dos sistemas de saúde nos países e entre eles ganhou interesse, e vários países desenvolveram quadros conceptuais para monitorizar e avaliar o desempenho dos seus sistemas de saúde, a fim de melhorar a qualidade dos cuidados (RAND, 2010). A prestação de cuidados de saúde é um desafio devido aos custos necessários e às diferentes condições sociais, culturais, políticas e económicas (Shah, 2011). A comparabilidade dos dados entre países é também um desafio, e estão a ser envidados esforços para desenvolver e validar indicadores de qualidade que possam ser utilizados a nível internacional (RAND, 2010).

Numa classificação de vários países, a OMS (2003) concluiu que a França oferece os melhores cuidados de saúde em geral, seguida da Itália, Espanha, Omã, Áustria e Japão, e que os sistemas de saúde dos EUA consomem uma proporção mais elevada do seu produto interno bruto em comparação com outros países. As questões globais que afectam os cuidados de saúde incluem a externalização dos serviços médicos, as aquisições e as consolidações na indústria farmacêutica, a mobilidade transfronteiriça dos profissionais de saúde, o turismo médico e a concorrência pelos doentes internacionais (Ramirez, 2013). Consequentemente, existe atualmente um consenso global sobre uma abordagem holística da saúde, que inclui o bem-estar social e a saúde mental, bem como
saúde física (ISO, 2013).

A infraestrutura de saúde do Quénia inclui hospitais nacionais de referência e de ensino, hospitais provinciais, distritais e sub-condados, centros de saúde e farmácias públicas (Wamai, 2009). Os serviços de saúde são prestados através de uma rede de mais de 4 700 estabelecimentos de saúde em todo o país, sendo que cerca de 51% destes estabelecimentos pertencem ao sector público (GoK, 2005). Alguns obstáculos à entrada no sistema de saúde queniano são o custo e o acesso a cuidados adequados (Turin, 2010). No entanto, a utilização dos serviços de saúde é um fator essencial para melhorar os resultados de saúde dos quenianos a curto e longo prazo (Turin, 2010). Por conseguinte, a razão de ser da medição das estratégias de qualidade nos cuidados de saúde é estabelecer a ligação entre o bom desempenho e as práticas de boa qualidade, embora o êxito das estratégias de cuidados de saúde dependa, em certa medida, da capacidade das unidades de saúde que as implementam (GoK, 2010).

1.1.1 Conceito de estratégia

A estratégia diz respeito à direção a longo prazo de uma organização e é geralmente considerada em termos de decisões importantes sobre o futuro (Whittington, 1993). De acordo com Mintzberg et al (1999), a estratégia é o padrão ou plano que integra as principais metas, acções e cursos de ação de uma organização num todo coerente, e inclui metas e objectivos como parte da estratégia, enquanto outros fazem uma distinção clara entre os dois. A estratégia e a tática são diferentes, e a principal diferença reside no âmbito das acções ou na perspetiva do líder (Thompson et al.,

007). Thompson et al. (2007) afirmam ainda que as tácticas podem ocorrer a ambos os níveis e que são realinhamentos de ação-interação adaptativos de curto prazo que as forças opostas utilizam para atingir objectivos limitados após o seu contacto inicial. Estas

determinou igualmente que a estratégia proporciona uma base contínua para alinhar estes ajustamentos com objectivos mais amplos.

A estratégia de uma organização é o plano de ação da direção para gerir o negócio e conduzir as operações (Johnson et al., 2005). Os melhores indicadores da estratégia de uma organização são as suas acções no mercado e o que os gestores dizem sobre as abordagens comerciais actuais, os planos futuros e os esforços para reforçar a competitividade e o desempenho da organização (Johnson et al., 2005). A essência da estratégia reside nas actividades, optando por realizar actividades de forma diferente ou por realizar actividades diferentes das dos concorrentes (Porter, 1996). Para evitar o fracasso estratégico, as empresas reconheceram que a gestão do risco e a gestão de crises são cruciais no planeamento estratégico (Porter, 1985). O estabelecimento dos objectivos a longo prazo de uma organização serve de enquadramento para a tomada de decisões sobre a natureza e a direção da organização e é fundamental para a gestão estratégica (Stoney, 2001). Este quadro ajuda na afetação de recursos para melhorar o desempenho financeiro e estratégico.

A estratégia dá ênfase à afetação de recursos e ao planeamento em toda a organização e aborda a complexidade decorrente de situações ambíguas e não rotineiras que têm implicações para toda a organização e não apenas para uma operação específica (Dincer et al, 2006; Scholes & Whittington, 2008). Um estratega desempenha um papel crítico na compreensão e gestão da concorrência e é essencial para um posicionamento estratégico eficaz, defendendo a organização contra a concorrência e moldando a organização em resposta a desafios futuros (Porter, 2008). No modelo de Porter, as cinco forças que determinam a concorrência no sector são descritas da seguinte forma

a ameaça de novos operadores, o poder de negociação dos compradores, o poder de negociação dos fornecedores, a ameaça de produtos ou serviços substitutos e a rivalidade entre os concorrentes existentes (Porter, 1980).

As decisões estratégicas ajudam a diferenciar uma organização dos seus concorrentes de uma forma sustentável no futuro e distinguem-se das decisões baseadas na eficiência operacional, que visam simplesmente uma melhor execução das actividades (Porter, 1985). A estratégia também conduz a mudanças organizacionais e permite que as empresas se posicionem no sector e decidam que jogo querem jogar (Johnson et al., 2005). Pode tratar-se de saber se um determinado jogo é bem jogado, de escolher novos jogos e de jogar melhor os jogos existentes (Johnson et al., 2005). No entanto, Nollet et al. (2005) argumentam que, num mundo incerto, uma estratégia é demasiado rígida para facilitar a gestão da mudança, que o processo de formulação é moroso e que alguns gestores de topo podem nem sequer saber como deve ser uma estratégia competitiva.

1.1.2 Conceito de cuidados de saúde de elevada qualidade

A qualidade dos cuidados de saúde é a medida em que os serviços de cuidados de saúde prestados a indivíduos e grupos de doentes melhoram os resultados de saúde desejados (IOM, 2001). Os cuidados devem basear-se nas melhores provas clínicas e ser prestados de forma profissional e culturalmente competente, com boa comunicação e tomada de decisões partilhada. De acordo com Brook et al. (2000), a definição de cuidados de saúde de qualidade pode incluir duas componentes. A primeira componente inclui cuidados de elevada qualidade técnica, em que os doentes recebem apenas procedimentos, testes ou serviços que são realizados de forma tecnicamente excelente e em que os resultados desejados em termos de saúde excedem largamente os riscos para a saúde. O sítio Web

O segundo componente dos cuidados de qualidade é o facto de os doentes serem tratados de uma forma humana e culturalmente adequada e serem convidados a participar plenamente nas suas decisões de tratamento.

Brent (1989) afirmou que a gestão da qualidade dos cuidados de saúde proporciona um quadro que ajuda os hospitais a organizar, comunicar, monitorizar e melhorar continuamente todos os aspectos dos cuidados de saúde. O autor apresenta igualmente provas de que um sistema organizado para alcançar cuidados de elevada qualidade pode conduzir a uma redução dos custos dos cuidados de saúde. No atual contexto nacional, é essencial uma abordagem altamente estruturada para a procura da qualidade. Rosenthal et al (2004) descobriram que a qualidade é interpretada de forma diferente em algumas culturas. Enquanto que, nalgumas culturas, uma boa qualidade significa ter um número adequado de enfermeiros a trabalhar no consultório ou nas instalações, noutras culturas significa resultados clínicos óptimos. Os serviços de qualidade garantem que os clientes recebem os cuidados que merecem. Para além disso, a oferta de melhores serviços a preços razoáveis atrai mais clientes e aumenta a utilização dos serviços de saúde (Creel et al., 2002).

Os cuidados de saúde de qualidade têm de olhar para todo o sistema e centrar-se nos resultados alcançados tanto para os utilizadores individuais dos serviços como para as comunidades inteiras (OMS, 2006). No sector dos cuidados de saúde, a qualidade dos cuidados é mais do que um mero conceito; tornou-se essencial para o bem-estar dos doentes e para a sobrevivência financeira (Buttell et al., 2007). Os cuidados de qualidade também fazem sentido para os prestadores, uma vez que a melhoria dos padrões básicos de cuidados atrai mais clientes, reduz o custo per capita dos serviços e assegura a sustentabilidade (Creel et al., 2002). A qualidade é a medida em que os serviços de saúde para indivíduos e populações aumentam a probabilidade de se alcançarem os resultados de saúde desejados, de acordo com

conhecimentos actuais e as expectativas dos utilizadores dos cuidados de saúde (Buttell et al., 2007). Por conseguinte, é evidente que os dois principais obstáculos para que os cuidados de saúde de qualidade cheguem a uma maior proporção da população são o elevado custo dos serviços e o fraco acesso às instalações de cuidados de saúde.

1.1.3 Conceito de prestação de serviços

A prestação de serviços é um conceito dinâmico, uma vez que responde às necessidades dos clientes e não deve ser utilizado um modelo de serviço único (ASHA, 1999). A formulação do conceito de serviço é uma componente central da conceção dos serviços e existe um número considerável de definições diferentes do conceito de serviço, tanto do ponto de vista do marketing como do ponto de vista operacional (Lally & Fynes, 2006). De acordo com a OMS (2008), a prestação ou fornecimento de serviços é o resultado direto dos factores de produção do sistema de saúde, como os profissionais de saúde, as aquisições e os fornecimentos e as finanças. Mahesh e Stanworth (1995) afirmam que a conceção do sistema de prestação de serviços é um meio sistemático de associar o conceito de serviço e a qualidade do serviço percebida pelo cliente. No entanto, Wild et al. (2012) constataram que, apesar de aumentos significativos no financiamento, a prestação de serviços públicos ainda está a diminuir em muitos países em desenvolvimento.

Uma organização de serviços só pode prestar um serviço se integrar investimentos em numerosas instalações, processos, pessoas e materiais (Goldstein et al., 2002). Por conseguinte, o aumento dos recursos deve conduzir a uma melhor prestação de serviços e a um melhor acesso aos mesmos (OMS 2008). São necessárias abordagens sistemáticas e centradas no cliente para permitir uma prestação consistente e fiável de serviços de elevada qualidade (Mahesh & Stanworth, 1995). Os clientes não são o único grupo de actores que devem ser consultados no âmbito da abordagem da experiência

Ao desenvolver o conceito, os empregados da organização também devem ser consultados e envolvidos no processo, especialmente aqueles que estão na linha da frente da prestação do serviço proposto (Lally & Fynes, 2006). Ao contrário de um produto,
Muitas vezes, as componentes dos serviços não são entidades físicas, mas uma combinação de processos, competências humanas e materiais que têm de ser devidamente integrados para prestar o serviço planeado ou concebido (Goldstein et.al, 2002).

O grande número e a variedade de decisões necessárias para conceber e prestar um serviço são tomadas a diferentes níveis da organização, desde o nível estratégico ao nível operacional e ao nível da experiência de serviço (Goldstein et.al, 2002). O envolvimento dos trabalhadores não é apenas crítico em termos de recolha de contributos, mas é também o início de um processo de educação dos trabalhadores sobre a importância do seu papel na prestação da experiência e sobre os diferentes papéis comportamentais e de desempenho esperados dos prestadores de experiências e dos prestadores de serviços (Lally & Fynes, 2006). Um grande desafio para as organizações de serviços é garantir que as decisões em cada um destes níveis são tomadas de forma consistente e se centram na prestação do serviço correto aos clientes-alvo (Goldstein et.al, 2002). Estas decisões devem garantir a disponibilidade e a acessibilidade dos serviços de saúde, enquanto funções essenciais de um sistema de saúde, e os serviços devem satisfazer um padrão mínimo de qualidade (OMS, 2008). De acordo com Hernon e Nitecki (2001), é essencial para a qualidade do serviço que os objectivos dos serviços sejam regularmente revistos em relação às expectativas dos clientes.

1.1.4 Serviços Nacionais de Referência de Saúde no Quénia

A referenciação nacional refere-se a um processo através do qual os prestadores de cuidados de saúde de níveis inferiores
Procuram o apoio de prestadores mais bem equipados ou especialmente treinados para orientar ou assumir a responsabilidade pelo tratamento da condição de um determinado paciente (Al-Mazrou et al., 1990). O sistema de saúde público tem uma estrutura piramidal, com os hospitais nacionais de referência no topo, seguidos dos hospitais provinciais, distritais e sub-distritais, e os centros de saúde e clínicas de ambulatório na base. Os hospitais nacionais de referência, no topo do sistema de saúde, prestam serviços sofisticados de diagnóstico, terapêutica e reabilitação (Muga et al., 2005). Os hospitais nacionais de referência mais conhecidos no Quénia são o Kenyatta National Hospital e o Moi Teaching and Referral Hospital. O Hospital Nacional Kenyatta também promove a educação e a formação em enfermagem e outras profissões da saúde

e afins e participa no planeamento nacional da saúde (KNH, 2008). O hospital presta cuidados de saúde especializados de alta qualidade a pacientes da região dos Grandes Lagos, bem como da África Austral e Central, incluindo a Namíbia. Estes serviços incluem cirurgia cardíaca e torácica, neurocirurgia, cirurgia ortopédica, cirurgia plástica e reconstrutiva e tratamento de queimaduras, radioterapia, cuidados intensivos, cuidados neonatais, cuidados renais e outros serviços. O Moi Teaching and Referral Hospital (MTRH) é o segundo hospital de referência nacional no Quénia, depois do Kenyatta National Hospital (KNH). O hospital aceita pacientes referenciados de outros hospitais ou instalações dentro ou fora do Quénia para cuidados de saúde especializados para fornecer instalações para formação médica na Universidade de Moi e para investigação, quer diretamente quer através de outras instalações de saúde colaborantes; para fornecer instalações para

ensino e formação em enfermagem e outras profissões da área da saúde e afins, bem como a participação como hospital de referência nacional no planeamento nacional da saúde (MRTH, 2013).

Os hospitais de ensino e os hospitais de referência prestam cuidados terciários curativos complexos, cuidados preventivos e participam em programas de saúde pública, servindo a comunidade local e todo o sistema de cuidados de saúde primários. As consultas provenientes dos distritos e das províncias são, em última análise, recebidas e tratadas nos hospitais de referência (GoK, 2005). Os hospitais de ensino e de referência funcionam como centros de excelência e prestam cuidados de saúde complexos que exigem tecnologias mais sofisticadas e pessoal altamente qualificado (Muga et al., 2005). Os serviços de saúde mais sofisticados estão disponíveis nas grandes cidades ou a nível nacional, o nível seguinte de cuidados é encontrado nos hospitais provinciais, enquanto a nível dos centros de saúde e abaixo de um nível mínimo de cuidados pode ser esperado, com doenças graves a serem encaminhadas para os hospitais mais próximos ou instalações privadas (Turim, 2010). Também apoiam a educação e a formação do pessoal de saúde (Muga et al., 2005). No entanto, o mandato para monitorizar, formular políticas, definir e aplicar normas e mobilizar recursos para os cuidados de saúde cabe ao Ministério da Saúde (Wamai, 2009). Os hospitais de referência desempenham um papel especial na prestação de informações sobre vários problemas de saúde e doenças, bem como sobre alternativas de tratamento extra-hospitalar à hospitalização, como a cirurgia de ambulatório, os cuidados domiciliários, a hospitalização domiciliária e os serviços de proximidade. São também líderes no estabelecimento de padrões clínicos e protocolos de tratamento elevados, na investigação e na educação e formação de profissionais de saúde (GoK, 2005).

1.2 Problema de investigação

Os cuidados de saúde são um sistema complexo e adaptativo e as organizações aplicam estratégias de qualidade para alcançar a melhoria através da implementação das melhores práticas em diferentes disciplinas que interagem dentro do sistema (Puga et al., 2013). As organizações aplicam estratégias de qualidade para traduzir os resultados da investigação na área da saúde em intervenções eficazes nos cuidados de saúde (Graham & Tetroe, 2007). Para melhorar os serviços de saúde, a maioria das unidades de saúde no Quénia, incluindo os hospitais públicos, implementou várias estratégias de qualidade dos cuidados de saúde. No entanto, os hospitais de referência nacionais têm uma gestão da qualidade fragmentada, com alguns a utilizarem sistemas de gestão da qualidade diferentes ou uma combinação de sistemas diferentes. Esta situação levou a uma compreensão bastante limitada dos mecanismos causais das intervenções para melhorar a qualidade dos cuidados de saúde, com os hospitais a alterarem frequentemente as intervenções e a introduzirem novas estratégias que se revelam eficazes, o que exige uma melhoria da qualidade baseada em provas (Strite & Stuart, 2005). A necessidade de qualidade nos cuidados de saúde decorre da necessidade de assegurar a eficácia, a eficiência, a acessibilidade, a aceitabilidade ou a centralização no doente, a equidade e a segurança dos serviços de saúde (OMS, 2006). Foram realizados vários estudos no sector da saúde, mas a maior parte deles centrou-se nas reformas do sector da saúde, na utilização, no financiamento e nas melhores práticas. Por exemplo, Mitchell et al. (2012) realizaram um estudo sobre os princípios e valores básicos de cuidados de saúde eficazes baseados em equipas nos EUA. Plsek (2003) analisou a complexidade e a adoção da inovação no sistema de saúde dos EUA. Carroll et al. (2012) também realizaram um estudo sobre a utilização de registos de saúde electrónicos para melhorar a qualidade e a eficiência em nove hospitais de referência nos EUA. Bruning (2011) examinou os desafios económicos das reformas dos cuidados de saúde e concluiu que as reformas exigem a liderança dos prestadores de cuidados de saúde e são de natureza económica. No Quénia, um estudo de Turin (2010) sobre a utilização dos cuidados de saúde centrou-se nos desafios e nas oportunidades, citando o custo elevado e o acesso deficiente como os principais obstáculos à utilização dos cuidados de saúde. Kimalu et al (2004) também examinaram o sector da saúde no Quénia e reconheceram a necessidade de aumentar a eficiência do sector da saúde pública para garantir que os recursos limitados sejam utilizados de forma mais rentável, a fim de fazer face à base de receitas inelástica e à procura crescente de serviços de saúde. A análise da situação e dos desafios actuais do sistema de saúde queniano revelou que são necessárias mais mudanças para reduzir o peso dos custos de saúde sobre os agregados familiares e aumentar a utilização, uma vez que o custo continua a ser um obstáculo importante (Wamai, 2009). Um estudo de Oyaya e Rifkin (2002) examinou igualmente as reformas sectoriais no Quénia e sublinhou a necessidade de gerir as reformas da saúde e de identificar os processos mais críticos. Tsoukatos et al (2007), no seu estudo sobre o diagnóstico e a melhoria da qualidade do serviço no sector dos seguros grego e queniano, recomendam mais investigação para melhorar a compreensão da qualidade do serviço por parte do sector. Um estudo realizado por Ojiambo (2009) examinou a qualidade da educação e o seu papel no desenvolvimento nacional e concluiu que, para ser eficaz, o processo educativo deve ser multidimensional e incluir dimensões cognitivas e normativas. Por conseguinte, é necessária investigação sobre a melhoria da qualidade para colmatar as lacunas de conhecimento entre a oferta ideal e a oferta efectiva de intervenções eficazes de melhoria da qualidade (Ting et al., 2009; Chopra et al., 2012). No futuro, não será possível ser um prestador de cuidados de saúde eficaz sem ter uma compreensão teórica e prática da ciência da melhoria da qualidade (Hockey e Marshall, 2009). A insuficiente literatura sobre estratégias de melhoria da qualidade nos cuidados de saúde, devido à limitada evidência da investigação, tem inibido a adoção de métodos de melhoria da qualidade nos cuidados de saúde no Quénia, embora se espere que os implementadores se concentrem em estratégias adequadas que visem a mudança e desenvolvam intervenções para alcançar essas mudanças. Para colmatar esta lacuna de investigação, é necessário um estudo sobre o desenvolvimento de intervenções eficazes de melhoria da qualidade. Por conseguinte, este estudo investigou a eficácia das estratégias de melhoria da qualidade dos cuidados de saúde utilizadas pelos hospitais de referência nacionais.

1.3 Quadro concetual

As intervenções estratégicas nos cuidados de saúde determinam a qualidade dos cuidados prestados aos doentes. A melhoria da prestação de serviços nos hospitais nacionais de referência depende da introdução de normas e sistemas de gestão da qualidade adequados, da formação de líderes estratégicos e de um financiamento orientado para os resultados. Isto pode ser determinado através de medidas estruturais, de processo e de resultados no sistema de saúde. As medidas estruturais da qualidade dos cuidados de saúde incluem sistemas eficazes e eficientes. As medidas de processo incluem a prontidão dos cuidados prestados aos doentes. As medidas de resultados incluem a mortalidade, a readmissão, a utilização de recursos, o estado de saúde e a satisfação com os cuidados de saúde. Tal como ilustrado na Figura 1.3, a adoção de estratégias adequadas Melhorar a prestação de serviços nos hospitais nacionais de referência através de uma melhor qualidade dos cuidados e de melhores resultados clínicos.

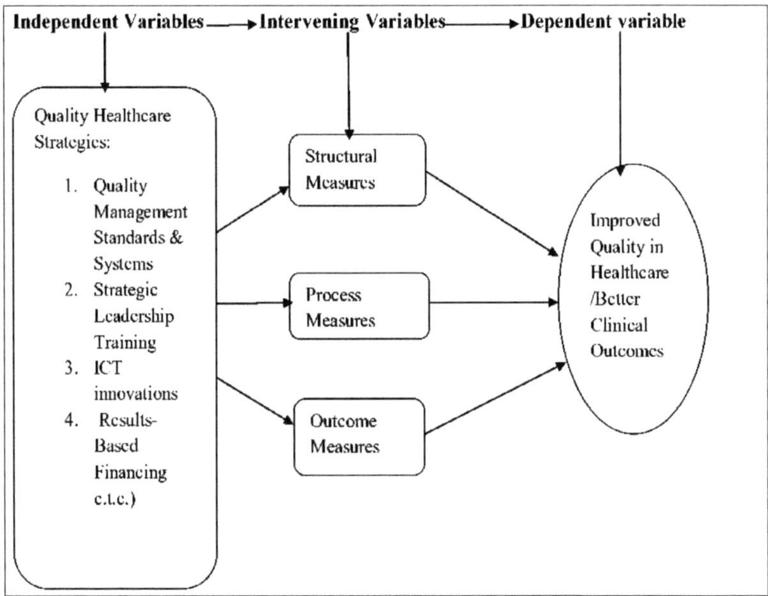

Figura 1.3: Quadro concetual: Fonte: Investigador 2014

1.4 Objectivos do estudo

O principal objetivo deste estudo foi determinar a eficácia das estratégias de qualidade dos cuidados de saúde na melhoria da prestação de serviços nos hospitais nacionais de referência no Quénia. O investigador investigou as estratégias de qualidade dos cuidados de saúde adoptadas pelos hospitais nacionais de referência no Quénia e identificou os factores críticos para a implementação de estratégias de qualidade dos cuidados de saúde. Especificamente, o estudo foi concebido para:

i. Definição de estratégias para cuidados de saúde de elevada qualidade que possam ser implementadas por hospitais de referência nacional em Quénia.

ii. Determinar a eficácia das estratégias de qualidade dos cuidados de saúde implementadas pelos hospitais nacionais de referência no Quénia.
iii. Identificação de factores críticos na implementação de estratégias para cuidados de saúde de qualidade nos hospitais nacionais de referência no Quénia.

1.5 Valor do estudo

Os resultados deste estudo são úteis tanto para o governo como para a direção dos hospitais de referência nacionais, para os profissionais de saúde dos centros de formação médica e para os médicos. Para os **hospitais de referência**, o desafio atual consiste em compreender melhor os motores e os obstáculos à implementação de políticas estratégicas. Por conseguinte, os resultados deste estudo servirão para informar as políticas públicas sobre estratégias operacionais para a qualidade no sector da saúde. Este estudo permitirá que os hospitais de referência e outras organizações de cuidados de saúde identifiquem os factores determinantes e reduzam ou eliminem os obstáculos, tomando medidas adequadas de melhoria da qualidade. Por conseguinte, é necessário identificar quais as estratégias de qualidade adequadas que têm um impacto significativo na melhoria dos cuidados de saúde. Os gestores da garantia da qualidade nos hospitais podem utilizar os resultados do estudo para implementar estratégias adequadas de melhoria da qualidade nos hospitais, identificando potenciais obstáculos e alavancas para a mudança. Assim, é fácil compreender as razões do fracasso ou do sucesso de uma estratégia de qualidade dos cuidados de saúde quando a teoria e a aplicação são testadas lado a lado.**Governo:** O governo desempenha um papel importante na prestação e no financiamento dos cuidados de saúde, e muitas áreas de deficiência não são bem compreendidas. Por outro lado, existe um interesse crescente a nível mundial pela qualidade dos sistemas de saúde em vários países.

Países. Alguns países industrializados têm uma política independente para a qualidade dos cuidados de saúde, mas em

Nos países em desenvolvimento, são poucos os países com uma política clara de qualidade dos cuidados de saúde. Além disso, diferentes unidades de saúde implementam diferentes programas de melhoria da qualidade, alguns dos quais são financiados por doadores e outros são exigidos pelo governo ao abrigo de contratos de desempenho. Por conseguinte, os resultados deste estudo servirão para informar as políticas públicas sobre estratégias operacionais para a qualidade no sector da saúde.

Académicos e profissionais de saúde: Prestar um elevado padrão de cuidados é uma responsabilidade profissional, mas o profissionalismo também deve incluir um compromisso com iniciativas de melhoria da qualidade. Este estudo irá melhorar a compreensão dos profissionais de saúde, tanto educadores como estudantes, reconhecendo que precisam de fazer o seu trabalho e melhorar a forma como o fazem. Por conseguinte, devem ter em conta todas as dimensões da qualidade dos cuidados prestados aos doentes. Para além disso, o estudo contribuirá para o desenvolvimento de indicadores de qualidade que podem fazer parte da formação nas instituições médicas. Assim, os indicadores de qualidade podem ser utilizados pelos investigadores para avaliar a qualidade dos cuidados de saúde em diferentes condições a nível nacional, regional e de grupo médico.

1.6 Considerações éticas

O investigador obteve o consentimento informado dos inquiridos antes de preencher o questionário. As diretrizes do comité de ética do KNH/UoN e do comité institucional de investigação e ética do MTRH foram rigorosamente respeitadas
na recolha, análise e publicação dos resultados da investigação.

CAPÍTULO 2: REVISÃO DA LITERATURA

2.1 Introdução

Este capítulo examina a literatura sobre a base teórica do estudo, o conceito de estratégia e as aplicações da gestão estratégica nas organizações. São também analisadas as estratégias de melhoria e medição da qualidade no contexto da prestação de cuidados de saúde de elevada qualidade.

2.2 Base teórica do estudo

Os programas de melhoria da qualidade ajudam as organizações a documentar e a melhorar os processos, a compreender as necessidades dos clientes e a garantir que os serviços satisfazem essas necessidades. Os PQI podem ser implementados utilizando vários modelos e normas de gestão para otimizar as relações entre os prestadores de serviços e os clientes. Zadry e Yusof (2009) afirmaram que a gestão da qualidade é um processo de longo prazo baseado no sucesso relativo através da melhoria contínua. Franks (2009) afirmou que existe pouca investigação sobre o desenvolvimento de modelos teóricos que expliquem o impacto da gestão da qualidade na medição do desempenho organizacional.

Algumas organizações adoptaram a Gestão da Qualidade Total (TQM), que é amplamente reconhecida como uma abordagem à gestão organizacional para a melhoria do desempenho (Franks, 2009). A TQM é uma filosofia, um conceito e uma poderosa abordagem de gestão que envolve a gestão e a capacitação das pessoas para criar clientes satisfeitos e melhorar o desempenho organizacional (Zadry & Yusof, 2009). De acordo com Barouch (2011), a gestão da qualidade total, tal como definida nas normas ISO, descreve

métodos que permitem a uma organização ser eficiente e eficaz, demonstrando simultaneamente como esses métodos devem ser implementados. Zadry e Yusof (2009) também observaram que a TQM tem sido reconhecida e utilizada por organizações de todo o mundo nas últimas décadas para desenvolver um foco na qualidade e melhorar o desempenho organizacional.

Os estudos realizados por Levine e Toffel (2010) mostraram que a norma ISO 9001 para os sistemas de gestão da qualidade foi adoptada pelas organizações para obter mudanças nos resultados organizacionais, como os lucros. Os autores constataram que os programas de qualidade, como a norma ISO 9001, melhoram as práticas de gestão e os processos de produção e que estas melhorias se traduzem num aumento das vendas e do emprego. Outras organizações também implementaram o Seis Sigma para encontrar novas formas de melhorar a qualidade. De acordo com Zu et al. (2008), as três práticas Seis Sigma incluem o estabelecimento de uma estrutura de funções Seis Sigma no sistema de gestão de recursos humanos da organização, a adoção do processo de melhoria estruturado como paradigma formal para a realização de projectos de melhoria e a ênfase na utilização de métricas quantitativas e objectivas na melhoria da qualidade. Enquanto Zadry e Yusof (2009) observaram que a TQM foi identificada como um modelo de boa gestão e uma teoria da mudança.

2.3 Conceito de estratégia

Alguns autores e gestores acreditam que a estratégia tem a ver com a mudança organizacional, enquanto outros se concentram mais no papel da estratégia para permitir que uma organização se

posicione no mercado e tome decisões sobre o jogo a jogar e a forma como um determinado jogo é jogado (Johnson et al., 2005). Por conseguinte, a estratégia é
sobre ambos, ou seja, escolher novos jogos e jogar melhor os jogos existentes

(Johnson et al., 2005). A estratégia também pode ser vista como uma declaração a priori que orienta a ação ou como um resultado a posteriori do comportamento real de tomada de decisões, e existe normalmente a diferentes níveis numa organização, desde o nível empresarial até ao nível departamental (Mintzberg et al., 1999).

A estratégia de uma organização típica é uma combinação de medidas proactivas para melhorar o desempenho e de respostas a desenvolvimentos imprevistos e a novas condições de mercado (Thompson et al., 2007). A fim de responder à dinâmica do mercado, as decisões estratégicas nas organizações envolvem um compromisso significativo de recursos humanos, materiais ou monetários, que devem ser reafectados a partir de fontes internas ou adquiridos a partir de fontes externas, e também comprometem a organização a agir durante um longo período de tempo (Pearce & Robinson, 2011).

2.4 Gestão estratégica

As acções estratégicas baseiam-se nas previsões dos gestores e não no que eles sabem, e o foco está nos projectos de desenvolvimento que permitem à organização selecionar as opções estratégicas mais promissoras (Pearce & Robinson, 2011). A formulação de uma estratégia representa um compromisso por parte da gestão de tomar um conjunto específico de acções para fazer crescer a organização, atrair e satisfazer os clientes, competir com sucesso, executar operações e melhorar o desempenho financeiro e de mercado (Thompson et al., 2007). A decisão de adotar uma estratégia não significa nada se essa estratégia não for implementada, e a implementação da estratégia ocorre quando uma empresa adopta políticas e práticas organizacionais que são consistentes com a sua estratégia (Barney, 2007). As decisões estratégicas de uma organização raramente são fáceis de tomar, e algumas podem revelar-se erradas, mas a
não é desculpa para não se decidir sobre um determinado curso de ação (Thompson et al,

2007) . As empresas têm uma margem de manobra considerável para escolher o "como" da estratégia. Por exemplo, algumas optam por melhorar o seu desempenho e a sua posição no mercado através de custos mais baixos do que os dos seus concorrentes, enquanto outras procuram a superioridade do produto, um serviço personalizado ao cliente ou o desenvolvimento de competências e capacidades que os concorrentes não podem oferecer (Thompson et al., 2007).

A avaliação e a seleção de uma estratégia requerem uma compreensão tanto da lógica económica da qual a estratégia deriva como da lógica organizacional através da qual a estratégia é implementada. O fracasso em qualquer uma destas áreas - na compreensão da economia da seleção da estratégia ou dos elementos organizacionais da implementação da estratégia - torna menos provável que a estratégia de uma empresa conduza a um elevado desempenho, embora mesmo as empresas com estratégias terríveis possam por vezes ter sorte (Barney, 2007). No mínimo, as estratégias eficazes devem incluir determinados factores críticos e elementos estruturais, tais como objectivos claros e decisivos, a manutenção da iniciativa através da preservação da liberdade de ação e a promoção do empenhamento (Mintzberg et al., 1999). Uma organização orientada para a estratégia tem mais hipóteses de sucesso se se basear em acções, abordagens comerciais e movimentos competitivos destinados a apelar aos compradores de uma forma que diferencie a empresa dos seus concorrentes e lhe dê uma posição distinta no mercado, e uma empresa cuja gestão considere a estratégia como secundária e estabeleça as suas prioridades noutro lugar tem mais probabilidades de obter um lucro forte (Thompson et al., 2007).

2.5 Estratégias para a melhoria da qualidade

A melhoria é conseguida através da utilização de medidas quantificáveis num processo contínuo e não recorrente (NCIPH, 2008). A melhoria da qualidade é orientada para a reforma abordagens noutros sectores e está a ser impulsionada, em particular, por estudos que mostram uma chocante

a ocorrência generalizada de erros médicos e uma flagrante falta de consistência nos cuidados que os pacientes recebem em diferentes instalações e de diferentes médicos (Jennings, 2007). Estas iniciativas demonstram diferentes modelos de implementação da melhoria da qualidade, desde o trabalho auto-iniciado de agências locais e estatais até à promoção e apoio de esforços nacionais e em vários locais (NCIPH, 2008).

As estratégias de melhoria da qualidade são movimentos inovadores e interdisciplinares que têm por objetivo alterar atitudes, práticas e estilos de gestão enraizados que já não satisfazem as necessidades dos doentes e das famílias (Jennings et al., 2007). Os métodos de melhoria da qualidade estão constantemente a ser utilizados para melhorar muitas facetas do desempenho organizacional e dos resultados em matéria de saúde (NCIPH, 2008). As estratégias começaram a melhorar significativamente a prestação de cuidados de saúde em diferentes países. De acordo com Jenning et al (2007), isto envolve a utilização de provas dos domínios da medicina, da enfermagem, da gestão dos cuidados de saúde e da investigação médica e dos serviços de saúde, tentando mobilizar as pessoas no âmbito do sistema de cuidados de saúde para trabalharem em conjunto de uma forma sistemática para melhorar os cuidados que prestam.

Em alguns países, os programas de pagamento baseados no desempenho são uma estratégia cada vez mais comum para motivar a melhoria da qualidade (Friedberg et al., 2010). Os pioneiros do pagamento baseado na qualidade utilizam, por conseguinte, uma variedade de estruturas de incentivo e uma combinação rica de normas estruturais, de processo e de resultados para medir a qualidade (McNAMARA, 2005). No entanto, a redução das desigualdades na saúde é um objetivo político igualmente importante para a maioria dos países em desenvolvimento, como o Quénia, e os pagamentos baseados no desempenho podem dificultar o acesso a cuidados de saúde de qualidade para as populações desfavorecidas (Friedberg et al., 2010). Apesar de

Apesar dos desafios operacionais significativos, o pagamento baseado na qualidade foi introduzido em alguns países em desenvolvimento e industrializados (McNAMARA, 2005).

2.6 Medir a qualidade dos serviços de saúde

Nas últimas décadas, as iniciativas destinadas a melhorar a qualidade dos cuidados de saúde tornaram-se cada vez mais importantes a nível mundial (Werner & Asch, 2007). É também cada vez mais reconhecido que a medição e a comunicação do desempenho dos cuidados de saúde a nível nacional e local são essenciais para que estas iniciativas atinjam o seu pleno potencial (Werner & Asch, 2007). Medir a qualidade dos cuidados de saúde tem sido, desde há muito, o maior obstáculo na decisão sobre o que medir e como medir (Ilminen, 2003).

Nas últimas décadas, os debates nos fóruns sobre a qualidade dos cuidados de saúde passaram da questão de saber se a qualidade é mensurável para a questão de saber qual a melhor forma de medir a qualidade nos cuidados de saúde (Boyce, 1996). De acordo com a American Heart

Association (2000), quantificar e melhorar a qualidade dos cuidados de saúde é um objetivo cada vez mais importante, e alguns defensores de uma noção intangível de qualidade estão a perder. Assim, as medidas de qualidade estão a mudar a forma como definimos a responsabilidade e os incentivos financeiros no nosso sistema de cuidados de saúde (AHA, 2000).

2.6.1 Acções estruturais

A medição da qualidade representa decisões sobre métricas e sua derivação, e várias agências estabeleceram os princípios orientadores para a seleção, criação e utilização de indicadores (Werner & Asch, 2007). A maioria dos actuais sistemas de medição do desempenho dos cuidados de saúde exige uma análise exaustiva dos registos médicos, uma vez que os dados administrativos

são frequentemente incompletos (AHA, 2000). No entanto, a importância de medir e monitorizar a qualidade dos cuidados de saúde é indiscutível e, no entanto, a quantificação da qualidade dos cuidados de saúde é um processo complexo e difícil em que as exigências do público e dos pagadores excedem claramente as capacidades actuais (AHA, 2000).

As medidas estruturais da qualidade dos cuidados de saúde incluem sistemas eficazes e pessoal médico de emergência treinado para melhorar os tempos de resposta às emergências e a sobrevivência pré-hospitalar (AHA, 2000). Os problemas são mais comuns nos sistemas de pagamento por capitação, em que os prestadores recebem um montante fixo pelos cuidados prestados a um doente durante um determinado período de tempo, independentemente do tipo de cuidados prestados (Ilminen, 2003). Os protocolos dos serviços de urgência também podem reduzir o tempo até à reperfusão (AHA, 2000). O pessoal médico com competências especializadas tem mais probabilidades de prestar os tratamentos corretos, o que conduz a melhores resultados para os doentes. Por conseguinte, a melhoria dos sistemas organizacionais pode reduzir os erros, melhorar a gestão da doença e reduzir os custos de hospitalização, mantendo ou melhorando a qualidade dos cuidados (AHA, 2000).

2.6.2 Medidas de processo

Atualmente, existem poucas medidas de qualidade para a prontidão dos cuidados, que foi identificada como um aspeto importante da qualidade dos cuidados de saúde no Quality Chasm Report do IOM (Raleigh & Foot, 2010). A medição da qualidade dos cuidados de saúde ignora frequentemente as áreas em que um

A qualidade dos cuidados de saúde pode ser melhorada com base em dados e/ou dados não disponíveis, ou em aspectos da qualidade que não são facilmente quantificáveis (Werner & Asch, 2007). Diagnósticos adequados, educação eficaz dos doentes, estratégias preventivas, duração adequada da estadia, aconselhamento dos doentes sobre os seus cuidados e prognóstico podem melhorar a qualidade dos cuidados de saúde (AHA, 2000). As medidas de processo revelaram que uma classificação hospitalar pode indicar uma subutilização quando muitos médicos esperam legitimamente várias semanas após a alta para iniciar a medicação dos doentes (AHA, 2000). Por vezes, os doentes fornecem os seus próprios dados, que podem ser inexactos, incompletos e interpretados subjetivamente (Ilminen, 2003). A medição da qualidade dos cuidados de saúde e a utilização dessas medidas para promover melhorias na prestação de cuidados, influenciar o reembolso e aumentar a transparência é agora um lugar-comum, e a estratégia de medição deve captar com exatidão se foram prestados cuidados baseados na evidência (Chassin et al., 2010). Por conseguinte, a medição da qualidade deve ser considerada como uma ferramenta no âmbito de uma estratégia mais alargada de melhoria da qualidade.

2.6.3 Medidas relacionadas com os resultados

As medidas do estado de saúde e outras medidas de resultados podem ser oferecidas como alternativa às medidas estruturais ou processuais que concorrem com elas (Boyce, 1996). De acordo com a AHA (2000), os "resultados" são uma medida importante do sucesso dos cuidados prestados aos doentes e incluem a mortalidade, a readmissão, a utilização de recursos, o estado de saúde e a satisfação com os cuidados. A qualidade é interpretada de forma diferente: nalgumas culturas, boa qualidade significa um número adequado de enfermeiros, pessoal ou instalações; noutras, significa resultados clínicos óptimos (McNAMARA, 2005). O National Committee on Vital and Health Statistics (2004) concluiu que, apesar da influência indiscutível de muitos factores não relacionados com os cuidados de saúde, como a idade, o sexo, o ambiente, a genética e o comportamento, os resultados em matéria de saúde são as medidas de qualidade mais importantes para os consumidores e para muitos compradores de cuidados de saúde. No entanto, a mortalidade nem sempre é uma indicação de má qualidade dos cuidados de saúde para as doenças prolongadas e pode ser a consequência inevitável mesmo quando um doente recebeu cuidados excelentes (AHA, 2000). O sofrimento associado a estas doenças pode, por conseguinte, ser considerável e as medidas do estado de saúde podem ser tão importantes como as taxas de sobrevivência (AHA, 2000).

CAPÍTULO 3: METODOLOGIA DE INVESTIGAÇÃO

3.1 Introdução

Este capítulo descreve a metodologia de investigação utilizada para este estudo. Em particular, descreve-se a conceção da investigação utilizada, a população do estudo, os métodos de recolha de dados e os procedimentos de análise dos dados.

3.2 Conceção da investigação

Foi realizado um inquérito descritivo para descrever e visualizar as caraterísticas da população em estudo. Isto envolveu a recolha de dados quantitativos e qualitativos utilizando um questionário semi-estruturado para permitir ao investigador traçar o perfil da população através da recolha de informações precisas (Burton, 2000). Devido à dimensão reduzida da amostra, foi realizado um inquérito censitário nos dois hospitais nacionais de referência. Foi efectuada uma análise de conteúdo indutiva e dedutiva no estudo. Os dados quantitativos foram objeto de uma análise descritiva e inferencial.

3.3 População do estudo

A população deste estudo incluiu dois hospitais nacionais de referência no Quénia, nomeadamente o Kenyatta National Hospital e o Moi Teaching and Referral Hospital. Os dois hospitais têm um total de 96 departamentos e divisões que desempenham funções clínicas e administrativas. O KNH tem 53 e o MTRH tem 43 departamentos e divisões. Devido à pequena dimensão do
Para a amostra, foi efectuado um recenseamento nos dois hospitais nacionais de referência.

3.4 Recolha de dados

Os dados primários foram recolhidos através de um questionário semi-estruturado. O questionário estava dividido em quatro partes: A Parte I tratava de informação de base sobre os inquiridos; a Parte II recolhia dados sobre estratégias para cuidados de saúde de qualidade; a Parte III tratava de questões sobre a eficácia das estratégias para cuidados de saúde de qualidade; e a Parte IV continha informação sobre factores críticos para a implementação de estratégias para cuidados de saúde de qualidade. O questionário foi pré-testado para o aperfeiçoar e melhorar com base no feedback dos inquiridos. Pretendeu-se assim garantir que a validade e a fiabilidade dos dados recolhidos estavam incorporadas na conceção das perguntas, na estrutura do questionário e no rigor do pré-teste (Saunders et al., 1997). Os dados foram recolhidos junto de vários chefes de departamento e diretores de serviço e os questionários foram preenchidos pelos próprios inquiridos.

3.5 Analisar os dados

Durante a análise dos dados, a informação recolhida nos dois hospitais foi organizada e apresentada. Cada questionário foi codificado e os dados foram introduzidos no SPSS versão 17.0. Foi efectuada uma análise de regressão para medir a significância das relações entre as variáveis dependentes e independentes. A análise foi efectuada utilizando um teste unilateral para determinar o coeficiente de regressão com um intervalo de confiança de 95%. Os dados qualitativos foram submetidos a uma análise de conteúdo para examinar questões teóricas, melhorar a compreensão e a análise dos dados e destilar as palavras em menos conteúdo e categorias relacionadas (Elo & Kyngas, 2008). A análise quantitativa ajudou a criar figuras e tabelas para mostrar a frequência de ocorrência, estabelecendo relações estatísticas entre variáveis e modelação estatística (Saunders et al., 1997).

CAPÍTULO 4: ANÁLISE, RESULTADOS E INTERPRETAÇÃO DOS DADOS

4.1 Introdução

Este capítulo apresenta os resultados sobre a eficácia das estratégias de qualidade dos cuidados de saúde na melhoria da prestação de serviços nos hospitais nacionais de referência no Quénia. Mais especificamente, este capítulo apresenta as conclusões sobre a informação de base dos inquiridos, as estratégias de cuidados de saúde de qualidade utilizadas pelo KNH e pelo MTRH, a eficácia das estratégias de cuidados de saúde de qualidade e os factores críticos para a implementação das estratégias de cuidados de saúde de qualidade. Dos 96 questionários distribuídos a vários departamentos e unidades dos dois hospitais, 67 foram preenchidos e devolvidos. Os resultados baseiam-se, por conseguinte, numa taxa de resposta de 69,8%.

4.2 Informações de base sobre os entrevistados

O estudo destinava-se a inquiridos que desempenhavam funções clínicas e administrativas em hospitais. Os inquiridos incluíam aqueles que ocupavam cargos de gestão nas suas respectivas áreas, tais como chefes de departamento e de divisão e chefes de várias enfermarias. A informação de base recolhida incluiu o tipo de departamento, o número de inquiridos em relação às funções hospitalares e o número de funcionários, separados em pessoal médico e não médico. A maioria (20,9%) dos inquiridos pertencia à ala médica, seguida da ala privada (10,45%), da ala psiquiátrica (10,45%) e da ala cirúrgica (8,96%), como se pode ver na Tabela 4.2.

Quadro 4.2: Número de inquiridos por departamento

Department	Frequency	Percent
Medicine	14	20.9
Reproductive Health	3	4.5
Surgery	6	9.0
Orthopedic	3	4.5
Pediatrics	1	1.5
Accident and Emergency	3	4.5
Dental Services	1	1.5
ENT	1	1.5
Radiology	1	1.5
Renal	2	3.0
CCU	1	1.5
Private Wing	7	10.4
Ophthalmology	1	1.5
Physiotherapy	1	1.5
Palliative Care	1	1.5
Mental Health	7	10.4
Patient Affairs	1	1.5
Not indicated	2	3.0
ICT	1	1.5
Finance	1	1.5
Administration	1	1.5
Laundry	1	1.5
Telephone	1	1.5
Human Resource	1	1.5
Corporate Affairs	1	1.5
Supply Chain Management	1	1.5
Technical Services	1	1.5
Risk and Audit	1	1.5
Risk and Quality	1	1.5
Total	67	100.0

4.2.1 Número de inquiridos em relação às funções hospitalares

De acordo com os resultados, 83,58% foram atribuídos a funções clínicas e 16,42% a Serviços administrativos hospitalares, como indicado no quadro 4.2.1. Cuidados clínicos e O tratamento é a principal tarefa dos hospitais de referência nacionais, que foram representados pela maioria dos inquiridos no estudo.

Quadro 4.2.1: Número de inquiridos em relação às funções hospitalares

	Frequency	Percent
Clinical Services	56	83.6
Administrative Services	11	16.4
Total	67	100.0

4.3 Qualidade nos cuidados de saúde - estratégias para melhorar os serviços

O estudo também analisou diferentes estratégias para melhorar a qualidade dos cuidados de saúde que os hospitais estão a utilizar para melhorar os seus sistemas e processos. Estas estratégias incluem a formação do pessoal em liderança estratégica, o financiamento baseado em resultados (RBF), a introdução das TIC e de sistemas e normas de gestão da qualidade.

4.3.1 Formação em liderança estratégica

De acordo com os resultados, 32,8% dos inquiridos consideraram a formação em liderança estratégica muito bem sucedida, 32,8% um pouco bem sucedida e 11,9% muito bem sucedida. Apenas 4,5% dos inquiridos afirmaram que não foi bem sucedida, como mostra a Tabela 4.3.1 abaixo. Por conseguinte, pode presumir-se que a formação dos gestores hospitalares em liderança estratégica contribuiu com êxito para a melhoria da qualidade dos serviços nos dois hospitais de referência nacionais.

Quadro 4.3.1 Sucesso da formação em liderança estratégica na melhoria da prestação de serviços

	Frequency	Percent
Highly Successful	8	11.9
Very Successful	22	32.8
Somewhat Successful	22	32.8
Unsuccessful	3	4.5
Not implemented	6	9.0
Non-response	6	9.0
Total	67	100.0

Os resultados são consistentes com o estudo de O'Reilly et.al. (2010) sobre a coerência da eficácia da liderança na implementação de iniciativas estratégicas num grande sistema de saúde. Verificaram que só quando a eficácia dos líderes a diferentes níveis

que se registou uma melhoria global significativa do desempenho. Verificaram também que a maior mudança nas classificações dos doentes relativamente ao acesso e ao serviço ocorreu quando tanto o diretor executivo como o clínico sénior foram considerados líderes eficazes. Há também provas de que as intervenções educativas são eficazes na melhoria da qualidade dos cuidados e que não será possível ser um clínico eficaz no futuro sem ter uma compreensão teórica e prática da ciência da melhoria da qualidade (Hockey e Marshall, 2009). Os resultados do estudo também são consistentes com Buttel et al. (2007), que concluíram que a liderança é fundamental para melhorar tanto o foco como o desempenho na segurança dos doentes, uma vez que os líderes ajudam a moldar a agenda que é partilhada por todos os participantes no sistema de cuidados de saúde. Isto demonstra claramente que a formação em liderança estratégica tem um impacto significativo na qualidade dos serviços prestados pelos hospitais.

4.2.1 Financiamento baseado em resultados

Os resultados relativos ao financiamento com base nos resultados mostram que 47,8% dos inquiridos que introduziram o financiamento com base nos resultados o consideram um pouco bem sucedido, 16,4% muito bem sucedido e 4,5% muito bem sucedido.

afirmaram que foi muito bem sucedido, como mostra o quadro 4.3.2. No entanto, 13,4% consideraram que o RBF não foi bem sucedido. Isto significa que o RBF foi bem sucedido na melhoria dos sistemas e processos de prestação de serviços, o que resultou numa melhoria da qualidade dos serviços.

Quadro 4.3.2 Sucesso do financiamento baseado em resultados na melhoria da prestação de serviços

	Frequency	Percent
Highly Successful	3	4.5
Very Successful	11	16.4
Somewhat Successful	32	47.8
Unsuccessful	9	13.4
Not implemented	7	10.4
Non-response	5	7.5
Total	67	100.0

Um relatório da Open Health Initiative (2012) afirma que o RBF tem demonstrado reforçar os sistemas de saúde, melhorar o sistema de informação de gestão da saúde, aumentar a responsabilização e reforçar a governação. Outros estudos realizados por Caroll et al. (2007) concluíram que as mudanças estruturais e organizacionais exigem investimentos financeiros, como a contratação de pessoal hospitalar e a aquisição e apoio a novas tecnologias. No entanto, estes investimentos pareciam razoáveis quando a economia estava em expansão, mas eram difíceis de sustentar quando a economia ou o mercado local dos cuidados de saúde estava em declínio, obrigando frequentemente a cortes. O hospital receava que as taxas de reembolso viessem a diminuir no futuro, o que dificultaria ainda mais os programas de qualidade. Por conseguinte, não se pode contar apenas com o RBF para melhorar a prestação de serviços hospitalares.

4.3.3 Utilização das TIC

O estudo analisou em que medida as TIC foram bem sucedidas na melhoria da

prestação de serviços nos hospitais nacionais de referência no Quénia. Os resultados mostraram que 53,7% dos inquiridos consideraram a introdução das TIC como algo bem sucedida, 22,45 como muito bem sucedida e 4,5% como muito bem sucedida. Por outro lado, 7,5% dos inquiridos consideraram que a introdução das TIC não foi bem sucedida. Outros 6,0% dos inquiridos não utilizaram as TIC e afirmaram que os seus processos não eram automatizados. É evidente que a utilização das TIC para melhorar o sistema de serviços hospitalares foi bem sucedida.

Quadro 4.3.3 Sucesso da implementação das TIC na melhoria da prestação de serviços

	Frequency	Percent
Highly Successful	3	4.5
Very Successful	15	22.4
Somewhat Successful	36	53.7
Unsuccessful	5	7.5
Not implemented	4	6.0
Not indicated	4	6.0
Total	67	100.0

Os resultados são coerentes com a investigação efectuada pela British Columbia Medical Association em 2006, que analisou a forma como as TI reduzem os tempos de espera, em especial o tempo necessário para consultar um especialista. Verificou-se que a telemedicina permite o acesso a especialistas e minimiza a necessidade de deslocação dos doentes. Verificou-se também que as TIC permitem o acesso a informações actualizadas.
sobre o tempo de espera previsto para o tratamento em regime de internamento e de ambulatório. A introdução das TIC pode, por conseguinte, reduzir drasticamente os tempos de espera, se for plenamente integrada nas operações hospitalares.

4.3. 4 Sistemas e normas de gestão da qualidade

De acordo com os resultados, 38,81% dos inquiridos consideraram que a introdução de normas de gestão da qualidade foi muito bem sucedida, 31,34% consideraram-na um pouco bem sucedida e 20,9% consideraram-na muito bem sucedida, tal como indicado no Quadro 4.3.4 abaixo. Pode concluir-se que a introdução do SGQ melhorou com êxito a qualidade dos serviços prestados pelos hospitais.

Quadro 4.3.4 Sucesso das normas e sistemas de gestão da qualidade na melhoria dos serviços

	Frequency	Percent
Highly Successful	14	20.9
Very Successful	26	38.8
Somewhat Successful	21	31.3
Non-response	6	9.0
Total	67	100.0

Os resultados são confirmados por Heuvel (2001), que concluiu que a integração da ISO e do Six Sigma num hospital resultou em benefícios como um excelente sistema de controlo de documentos, um aumento da produção e uma redução dos custos, o que conduziu a uma maior eficiência. Outro estudo realizado por Chopra et. al (2012) também indicou que as estratégias de auditoria e feedback levam os prestadores a alterar as suas práticas de avaliação e gestão quando estas não estão em conformidade com as diretrizes reconhecidas. Por conseguinte, foi demonstrado que a implementação de um SGQ melhora o desempenho de um hospital e ajuda a atingir objectivos estratégicos, crescimento, contenção de custos e otimização da qualidade.

4.4 Outras estratégias para a melhoria da qualidade

Para além das principais acções estratégicas para melhorar a prestação de serviços, 20,9% dos inquiridos indicaram que também tinham implementado outros programas de melhoria da qualidade para melhorar o seu desempenho. Estes incluíam a implementação do GEMBA 5S KAIZEN, o Modelo de Qualidade do Quénia para a Saúde (KQMH), auditorias clínicas, utilização de protocolos e formação no local de trabalho. De acordo com os resultados, 50% consideraram que as intervenções específicas a nível departamental foram muito bem sucedidas, 29% indicaram que as intervenções foram muito bem sucedidas e 21% consideraram que as intervenções tiveram algum sucesso, como mostra a Tabela 4.4. É evidente que as intervenções departamentais foram bem sucedidas na melhoria da qualidade dos serviços prestados pelos departamentos.

Quadro 4.4 Sucesso de outras iniciativas de melhoria da qualidade na melhoria da prestação de serviços

	Frequency	Percent
Highly Successful	4	29
Very Successful	7	50
Somewhat Successful	3	21

Berenson et al (2013) também observaram que a medição da qualidade deve ser utilizada de forma estratégica, adoptando outras abordagens para a melhoria da qualidade quando a medição é insuficiente. Na sua estratégia, sugeriram que um único organismo fosse encarregado de estabelecer normas para medir e comunicar dados sobre a qualidade e os custos, a fim de melhorar a validade e a comparabilidade dos dados sobre a qualidade comunicados publicamente. Pode presumir-se que as medidas estratégicas iniciadas nas unidades funcionais são susceptíveis de ter uma taxa de sucesso mais elevada. Pode também concluir-se que as várias unidades funcionais encaram os programas institucionais como programas de cumprimento e não de envolvimento, pelo que têm uma taxa de sucesso mais elevada do que as suas próprias iniciativas.

4.5 Eficácia das estratégias de cuidados de saúde de elevada qualidade na melhoria da prestação de serviços

Esta secção analisa os dados sobre a eficácia das estratégias de melhoria da qualidade dos cuidados de saúde na melhoria das estruturas, dos processos e dos resultados nos hospitais nacionais de referência no Quénia. Em particular, apresenta as conclusões sobre a eficácia destas estratégias em termos de sistemas de acompanhamento, mecanismos de feedback, tempo necessário para prestar cuidados aos utentes, taxas de readmissão, taxas médias de mortalidade, infecções e duração do internamento, e satisfação dos utentes com os serviços prestados pelos hospitais. Foi efectuada uma análise de regressão simples para determinar os efeitos das diferentes estratégias de cuidados de saúde na qualidade dos serviços, cujos resultados são apresentados nos Quadros 4.5.1 e 4.5.2.

4.5.1 Eficácia das estratégias para a qualidade dos cuidados de saúde em relação aos sistemas e processos de prestação de serviços

Os resultados revelaram uma relação positiva perfeita entre as estratégias de qualidade dos cuidados de saúde e os sistemas e processos de prestação de serviços. Embora tenham sido encontrados diferentes graus de relação entre as variáveis independentes e dependentes, como se pode ver em Quadro 4.5.1.

Quadro 4.5.1: Coeficientes de regressão das associações lineares entre estratégias para cuidados de saúde de qualidade e sistemas e processos de serviços

	Dependent Variables				
Independent variables	Follow up systems	Feedback to clients	Time taken to admit patients	Time taken to attend to walk-in patients	Time Taken to discharge patients
Strategic Leadership Training	.207	.748	.875	.302	.946
Results Based Financing	.296	.675	.734	.535	.835
ICT adoption/innovation	.829	.231	.348	.225	.003
Quality Management Standards and Systems	.005	.018	.434	.316	.288
Other Quality Improvement Initiatives	.300	.799	.201	.528	.207

A relação entre a utilização das TIC e os sistemas de acompanhamento teve um coeficiente de regressão muito elevado em comparação com outras acções estratégicas tomadas pelos hospitais para melhorar a qualidade dos serviços e os sistemas de prestação. Este facto é consistente com as conclusões do relatório MEDPAC (2004) apresentado ao Congresso dos EUA sobre novas abordagens ao Medicare. O relatório mostrou que a utilização das TIC oferece novas oportunidades para os prestadores de cuidados de saúde e os doentes acederem e utilizarem facilmente a informação sobre saúde para melhorar a qualidade, a segurança e a eficiência dos cuidados de saúde.

A formação em liderança estratégica, o RBF e as intervenções estratégicas departamentais específicas apresentaram uma associação significativa mais elevada com o tempo necessário para dar feedback aos clientes. Por outro lado, o tempo necessário para atender os doentes em ambulatório mostrou uma associação mais forte com o tempo necessário para dar feedback aos clientes.

relação positiva com o RBF e medidas estratégicas específicas adoptadas pelos serviços para melhorar a qualidade dos serviços.

Também se verificou que o tempo necessário para admitir e dar alta aos doentes tem uma relação significativa mais elevada com a formação em liderança estratégica e com o RBF, como mostram os coeficientes de regressão correspondentes na Tabela 4.5.1. Num estudo realizado por Weiner (2009), verificou-se que algumas das mudanças organizacionais mais promissoras nos cuidados de saúde exigem mudanças comportamentais colectivas e coordenadas por muitos membros da organização, que incluem programas de melhoria da qualidade e sistemas de segurança dos doentes. Por outro lado, Brook et.al. (2000) concluíram que os incentivos financeiros ao nível do sistema de saúde podem ter um impacto positivo na qualidade dos cuidados e do tratamento.

É possível concluir que uma liderança eficaz é fundamental para melhorar a qualidade dos serviços, mas que deve ser complementada por acções estratégicas fundamentais a todos os níveis funcionais, incluindo, mas não se limitando, à disponibilização dos recursos necessários. Isto significa que os esforços concertados e a criação de sinergias são fundamentais para melhorar a qualidade dos serviços nos hospitais.

4.5.2 Eficácia das estratégias de qualidade dos cuidados de saúde para melhorar os resultados da prestação de serviços

Os resultados mostraram uma relação positiva perfeita entre as estratégias de qualidade dos cuidados de saúde e os resultados da prestação de serviços, como indicado no Quadro 4.5.2. Estes incluíam a taxa de readmissão, a taxa média de mortalidade, a taxa de infeção, a duração do internamento, o tempo necessário para tratar os doentes, o tempo médio de espera e o nível de satisfação dos clientes com os serviços prestados pelos hospitais.

Quadro 4.5.2: Coeficientes de regressão das associações lineares entre estratégias para cuidados de saúde de elevada qualidade e resultados da prestação de serviços

Independent variables	Dependent Variables							
	Readmission rate	Mortality rate	Infection rate	Length in-patient stay	Time taken to serve internal client	Time taken to serve external client	waiting time	Level of client satisfaction
Strategic Leadership Training	.974	.856	.145	.650	.343	.310	.403	.265
Results Based Financing	.677	.816	.229	.824	.379	.392	.422	.034
ICT adoption/innovation	.187	.012	.236	.529	.037	.046	.035	.975
Quality Management Standards and	.497	.351	.105	.719	.005	.005	.007	.146
Other Quality Improvement Initiatives	.971	.656	.380	.778	.305	.261	.298	.784

Os resultados mostram que a formação estratégica da liderança, o RBF e as intervenções de melhoria da qualidade ao nível dos departamentos têm uma relação muito significativa com as taxas de readmissão, com a mortalidade média e, em menor grau, com o tempo de tratamento dos doentes e com o tempo médio de espera para tratamento. Verificou-se também que as estratégias de melhoria da qualidade dos cuidados de saúde seguidas pelos hospitais têm um efeito positivo na taxa média de infeção, embora com diferenças mínimas no grau de relação.As intervenções estratégicas ao nível dos departamentos e as taxas de infeção apresentaram uma relação pouco significativa em relação às outras variáveis do estudo. Verificou-se ainda que as estratégias utilizadas pelos hospitais para a prestação de cuidados de saúde de qualidade apresentaram uma relação altamente significativa com o tempo médio de internamento. Por outro lado, a utilização das TIC e as intervenções estratégicas específicas do departamento para melhorar a qualidade dos serviços apresentaram uma relação significativa mais elevada com o nível de satisfação dos clientes.

Um estudo de Agbor e Eriksson (2011) sobre três sectores de serviços em Umeå mostrou que as medidas para melhorar a qualidade do serviço e a satisfação do cliente estão significativamente relacionadas. As conclusões do relatório da Health Foundation (2012) também mostraram que a participação em programas de liderança desencadeou melhorias nos hospitais. O relatório mostrou que o programa "Shared Leadership for Change" levou uma equipa da Carmarthenshire Diabetes Network a transferir com êxito os cuidados de rotina em matéria de diabetes dos cuidados secundários para os cuidados primários, o que resultou numa redução drástica dos tempos de espera de 12 meses para nenhum tempo de espera para novas consultas nos cuidados secundários. Os resultados do estudo mostraram que as estratégias utilizadas pelos hospitais para prestar cuidados de saúde de elevada qualidade tiveram um impacto importante na melhoria dos resultados da prestação de serviços, embora em graus variáveis. Isto implica que é necessária uma abordagem integrada para otimizar a qualidade do tratamento e dos cuidados nos hospitais de referência no Quénia.

4.6 Factores decisivos para a implementação de estratégias para cuidados de saúde de elevada qualidade

O objetivo do estudo foi identificar os factores críticos para a implementação de estratégias de qualidade dos cuidados de saúde, incluindo o plano estratégico, a carta de prestação de serviços, a visão, a missão, os recursos humanos e as instalações físicas nos dois hospitais.

4.6.1 Plano estratégico

No que se refere à utilidade do plano estratégico, a maioria dos inquiridos (43,3%) indicou que o plano estratégico foi muito importante para melhorar a prestação de serviços, 28,4% consideraram que foi muito importante e 14,9% indicaram que teve um impacto moderado na prestação de serviços. É evidente que o plano estratégico é útil para melhorar a prestação de serviços nos hospitais, como mostra o Quadro 4.6.1 abaixo.

Quadro 4 6 1: Grau de utilidade do plano estratégico

	Frequency	Percent
Very Great Extent	19	28.4
Great Extent	29	43.3
Moderate Extent	10	14.9
Non-response	9	13.4
Total	67	100.0

Um estudo realizado por Perera e Peiró (2012) também demonstrou que um plano estratégico é uma ferramenta útil para a gestão das organizações de saúde. Verificaram que o processo de planeamento estratégico é programável, sistemático, racional e holístico, incorporando a perspetiva de curto, médio e longo prazo, o que permite à organização de cuidados de saúde concentrar-se em mudanças relevantes e sustentáveis para o futuro.

4.6.2 . Carta de prestação de serviços

De acordo com os resultados, 44,8% afirmaram que as suas cartas de prestação de serviços desempenharam um papel importante na melhoria da prestação de serviços, 34,3% afirmaram que desempenharam um papel muito importante e 14,9% consideraram que desempenharam um papel moderado (ver Quadro 4.6.2 abaixo). Isto demonstra claramente que a carta de prestação de serviços é fundamental para garantir a eficiência e a eficácia dos serviços nos hospitais.

Quadro 4.6.2: Grau de utilidade da Carta para a prestação de serviços

	Frequency	Percent
Very Great Extent	23	34.3
Great Extent	30	44.8
Moderate Extent	10	14.9
Non response	4	6.0
Total	67	100.0

Isto está de acordo com o relatório do Fórum dos Consumidores de Saúde da Austrália (2008), segundo o qual é necessária uma carta de direitos e normas para os consumidores de cuidados de saúde, a fim de garantir que todo o sistema de cuidados de saúde beneficie, tornando-se mais responsável perante os cidadãos que o pagam e mais reativo perante os consumidores que precisam de o utilizar.

4.6. 3Visão

Em relação à visão dos hospitais de referência, a maioria dos inquiridos, 43,3%, indicou que a sua visão era muito útil para melhorar os serviços, 31,3% consideraram que o grau era muito elevado, 17,9% indicaram que era moderado e 1,5% consideraram que o grau em que a visão contribuía para melhorar a prestação de serviços era baixo. Um estudo efectuado por Darbi (2012) também demonstrou que uma declaração de visão continua a ser uma importante ferramenta de gestão estratégica

que pode ter uma influência uniforme no comportamento e na atitude dos trabalhadores. Por conseguinte, pode concluir-se que uma visão partilhada a todos os níveis funcionais dos hospitais pode melhorar potencialmente a qualidade do serviço.

Quadro 4.6.3: Grau de utilidade da visão

	Frequency	Percent
Very Great Extent	21	31.3
Great Extent	29	43.3
Moderate Extent	12	17.9
Small Extent	1	1.5
Non-response	4	6.0
Total	67	100.0

4.6. 4Ordem

A maioria dos departamentos (41,8%) declarou que a sua missão de melhorar os serviços prestados aos seus clientes era muito importante, 34,3% consideraram-na muito importante e 17,9% consideraram-na moderadamente importante. Este facto é coerente com as conclusões de Darbi (2012), segundo as quais os trabalhadores consideram a propriedade como um pré-requisito para que as declarações tenham impacto no seu comportamento e atitudes. O autor considerou que as declarações de missão e visão têm um impacto na estratégia e na maioria dos aspectos do desempenho organizacional. Por conseguinte, pode presumir-se que contribuem para a qualidade do serviço nos hospitais de referência nacionais.

Quadro 4.6.4: Grau de utilidade da missão

	Frequency	Percent
Very Great Extent	23	34.3
Great Extent	28	41.8
Moderate Extent	12	17.9
Non-response	4	6.0
Total	67	100.0

4.6.5Outros factores críticos

O quadro 4.6.5 abaixo mostra que as auditorias de qualidade e a implementação, ou seja, o acompanhamento e a avaliação dos programas de qualidade, desempenham um papel crucial na melhoria da prestação de serviços, tal como indicado por 29% dos inquiridos. O envolvimento do pessoal (22%) foi citado como outro fator importante na estratégia de melhoria da qualidade, uma vez que o pessoal é responsável pela execução. Como mostram os resultados do estudo, isto também exigiu uma sensibilização e formação alargadas do pessoal (19%). Os círculos de garantia da qualidade (15%), que implicaram a formação de equipas de melhoria da qualidade a todos os níveis dos hospitais para impulsionar a intervenção estratégica, foram fundamentais para alcançar os resultados desejados. Por outro lado, o empenhamento da gestão foi também necessário para garantir a aplicação efectiva das estratégias de melhoria da qualidade. Outros factores críticos identificados foram a disponibilidade das instalações necessárias e a utilização das TIC nas operações hospitalares.

Quadro 4.6.5: Outros factores críticos

Driver	Percentage response
Quality Audits and implementation	29%
Staff commitment	22%
Sensitisation and training	19%
Quality assurance circles	15%
Management commitment	9%
Availability of necessary supplies/facilities	4%
Adoption of ICT applications	2%

Os estudos de caso de Silow-Carroll et. al. (2007) sobre quatro hospitais revelaram que um fator desencadeante, como uma crise ou um novo dirigente, levou os hospitais a efectuarem mudanças organizacionais e estruturais, por exemplo, equipas multidisciplinares, comités relacionados com a qualidade e tecnologia

Isto facilitou um processo sistemático de identificação e resolução de problemas que conduziu a novos protocolos e práticas de tratamento, que por sua vez conduziram a melhores resultados.

4.7 Desafios na implementação de estratégias para cuidados de saúde de elevada qualidade

A introdução de estratégias de melhoria da qualidade está sempre associada a desafios, e os hospitais de referência nacional não estão isentos desses obstáculos. Apesar da implementação bem sucedida de estratégias de melhoria da qualidade, os serviços inquiridos identificaram uma série de desafios. Os inquiridos referiram a escassez de pessoal como o maior desafio (31%), seguido de instalações inadequadas (30%) e recrutamento de pessoal (13%), como mostra a Tabela 4.7 abaixo.

Quadro 4.7: Desafios na implementação de estratégias para cuidados de saúde de elevada qualidade

Challenge	Percentage response
Inadequate facilities	31%
Shortage of staff	30%
Staff attitude	13%
Slow response by support departments	10%
Inadequate funds	7%
Inability of patients to pay	3%
Inadequate computerisation of services	2%
Poor maintenance of wards	2%
Congestion in the wards	2%

Outros desafios citados foram: resposta lenta dos departamentos de apoio quando os seus serviços eram necessários, financiamento inadequado, incapacidade de alguns doentes pagarem pelos serviços, manutenção deficiente das instalações, informatização inadequada dos serviços e congestionamento das entradas devido ao elevado número de doentes admitidos. No entanto, com uma política e uma estratégia de qualidade bem concebidas, os desafios podem ser ultrapassados e as partes interessadas podem ser mobilizadas para trabalhar em prol de serviços de maior qualidade (OMS, 2008).

4.8 Discussão dos resultados

Os resultados deste estudo indicam que as estratégias de cuidados de saúde têm um impacto positivo na qualidade dos serviços nos hospitais de referência nacionais, embora o impacto das estratégias seja variável. Por exemplo, a introdução de aplicações e inovações TIC teve um maior impacto nos sistemas de acompanhamento do que outras acções estratégicas tomadas pelos hospitais para melhorar a qualidade dos serviços e os sistemas de prestação de serviços. Verificou-se também que a formação estratégica de líderes, o RBF e as medidas de melhoria da qualidade departamental tiveram um impacto significativo elevado na melhoria da qualidade dos serviços, como a taxa de readmissão, a taxa média de mortalidade, o tempo necessário para tratar os doentes e o tempo médio de espera para o tratamento.

Algumas intervenções específicas do departamento para reduzir as taxas de infeção mostraram uma associação ligeiramente significativa em comparação com outras intervenções. As estratégias utilizadas pelos hospitais para prestar cuidados de saúde de elevada qualidade também mostraram uma relação altamente significativa com a duração média do internamento. O nível de satisfação dos clientes mostrou uma maior relação significativa com a introdução das TIC e com intervenções

estratégicas específicas dos hospitais.
Os departamentos para melhorar a qualidade do serviço. Por conseguinte, a melhoria da qualidade nos hospitais nacionais requer uma abordagem multifacetada que vise todas as funções e a adoção de um modelo adequado para implementar as estratégias. O modelo deve considerar as seguintes caraterísticas únicas das diferentes instalações para encontrar a melhor solução ao selecionar os programas de melhoria da qualidade, como mostra a Figura 4.8.

Figura 4.8: Modelo de implementação de estratégias para cuidados de saúde de elevada qualidade

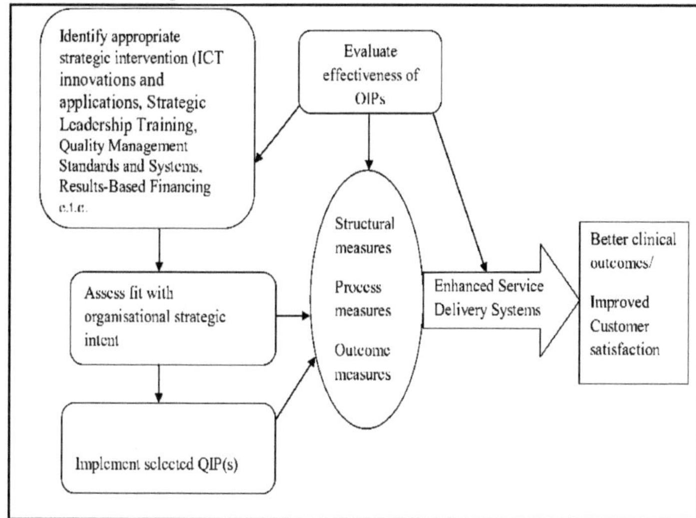

Fonte: Investigador, 2014

Este modelo envolve a identificação do(s) QIP(s) adequado(s) para as intervenções estratégicas do hospital com base no alinhamento com a intenção estratégica. O passo seguinte envolve a implementação do(s) PQI(s) selecionado(s). Segue-se a avaliação da eficácia do(s) PQI(s) selecionado(s) em termos de estrutura, processo e medidas de resultados na melhoria dos sistemas de prestação de serviços para alcançar melhores resultados clínicos e maximizar a satisfação do cliente, como mostra a Figura 4.8.

Em termos dos principais factores de implementação das estratégias, a maioria dos inquiridos afirmou que o plano estratégico, a carta de prestação de serviços, a visão e a missão eram úteis para melhorar a prestação de serviços nos hospitais. Por outro lado, foram também mencionados outros factores de implementação. Estes incluíam recursos humanos e materiais e medidas programáticas. Em particular, foi referido que as auditorias de qualidade e a implementação, que inclui a monitorização e a avaliação de programas de qualidade, desempenham um papel fundamental na melhoria da prestação de serviços. Por outro lado, o empenho do pessoal foi identificado como outro fator importante na estratégia de melhoria da qualidade, uma vez que o pessoal é responsável pela execução. Os círculos de garantia da qualidade, que envolveram a formação de equipas de melhoria da qualidade a todos os níveis dos hospitais para conduzir a intervenção estratégica, foram fundamentais para a concretização dos resultados pretendidos. A escassez de pessoal, a inadequação das instalações e o recrutamento de pessoal foram citados como os principais desafios. Outros desafios citados foram a lentidão de resposta das funções de apoio, a inadequação dos recursos e a informatização dos serviços. Os hospitais também enfrentam o problema de alguns pacientes não poderem pagar pelos serviços e de instalações mal conservadas. O congestionamento das enfermarias devido ao elevado número de doentes admitidos foi também citado pelos inquiridos.

CAPÍTULO 5: RESUMO, CONCLUSÃO E RECOMENDAÇÕES

5.1 Introdução

Este capítulo resume as constatações, as conclusões e as recomendações para futuras investigações com base nos resultados do estudo. Salienta igualmente as limitações do estudo e as implicações para a teoria e a prática da gestão dos cuidados de saúde nacionais.

5.2 Resumo dos resultados

O estudo demonstrou a interação de factores que influenciam a eficácia das estratégias para a qualidade dos cuidados de saúde. Este facto foi demonstrado através do potencial de diferentes estratégias de qualidade dos cuidados de saúde para melhorar os sistemas de prestação de serviços, os processos e os resultados da qualidade dos serviços. Os hospitais utilizaram várias estratégias, incluindo formação em liderança estratégica, RBF, implementação de TIC e SGQ. Além disso, os departamentos dos hospitais implementaram medidas específicas de melhoria da qualidade que tiveram grande êxito na melhoria da qualidade dos serviços.

A eficácia das estratégias para melhorar a qualidade dos cuidados de saúde foi analisada utilizando vários indicadores de prestação de serviços. Estes incluíam sistemas de acompanhamento, mecanismos de feedback, tempo necessário para tratar os doentes, taxas de readmissão, taxas médias de mortalidade, infecções e duração do internamento, bem como o nível de satisfação dos clientes com os serviços prestados pelos hospitais. A utilização das TIC teve um impacto maior nos sistemas de cuidados posteriores do que outras acções estratégicas tomadas pelos hospitais para melhorar a qualidade dos serviços e os sistemas de prestação de serviços. A formação em liderança estratégica, o RBF e as intervenções departamentais de melhoria da qualidade tiveram um efeito altamente significativo na melhoria dos resultados da qualidade dos serviços.

tais como a taxa de readmissão, a taxa média de mortalidade, o tempo necessário para cuidar dos clientes e o tempo médio de espera para receber cuidados.

Algumas intervenções específicas dos departamentos para reduzir as taxas de infeção apresentaram uma correlação ligeiramente significativa em comparação com outras intervenções. As estratégias utilizadas pelos hospitais para melhorar a qualidade dos cuidados de saúde também mostraram uma relação altamente significativa com a duração média do internamento. O nível de satisfação dos clientes mostrou uma relação significativa maior com a introdução das TIC e com as intervenções estratégicas específicas dos departamentos para melhorar a qualidade dos serviços. É também evidente que é necessário um esforço concertado para garantir a implementação efectiva de estratégias adequadas para prestar cuidados e serviços de elevada qualidade.

Os factores-chave na implementação de estratégias de cuidados de saúde de elevada qualidade incluíam o plano estratégico, a carta de prestação de serviços, a visão e a missão. Outros factores importantes incluíam equipas eficazes de melhoria da qualidade e o empenho do pessoal em prestar serviços de qualidade aos clientes. Em termos de desafios, a atitude do pessoal foi citada como um dos maiores obstáculos à implementação de estratégias de melhoria da qualidade. Este desafio pode ser resolvido através da formação contínua e da sensibilização das diferentes categorias de pessoal, para que possam desenvolver uma atitude positiva. Outro obstáculo à aplicação das estratégias foi a insuficiência de recursos, tanto humanos como materiais. Este problema pode ser resolvido assegurando a eficiência através da introdução de uma gestão optimizada.

Para além das medidas institucionais, alguns departamentos dos hospitais introduziram programas específicos para melhorar a prestação de serviços. De acordo com os resultados do estudo, estas iniciativas foram consideradas bem sucedidas nas unidades funcionais. Por conseguinte, os hospitais são
A direção deve encorajar intervenções específicas por parte dos vários departamentos e unidades, uma vez que tais iniciativas podem ser facilmente conduzidas por eles, ao contrário dos programas conduzidos pela instituição. Assim, as intervenções da direção do hospital podem ser entendidas pelo pessoal como instrumentos de controlo, o que pode levar ao cumprimento e não ao envolvimento. A implementação bem sucedida de medidas estratégicas requer, portanto, a formação de equipas eficientes e a garantia simultânea da aceitação por parte de todos os quadros de uma organização.

5.2 Conclusão

O estudo investigou a eficácia das estratégias de qualidade dos cuidados de saúde na melhoria da prestação de serviços nos hospitais nacionais de referência no Quénia. Os resultados mostraram que a adoção de diferentes estratégias de melhoria da qualidade dos cuidados de saúde foi eficaz para melhorar os serviços prestados pelos hospitais. Verificou-se também que as diferentes estratégias de melhoria da qualidade estavam associadas a medidas de estrutura, processo e resultados em graus variáveis. Isto significa que a adoção de uma determinada estratégia não conduz necessariamente a uma excelente qualidade dos serviços e dos resultados em matéria de saúde.

É necessária uma abordagem holística centrada nas normas, nos recursos e nas pessoas para garantir resultados positivos a todos os níveis do sistema de prestação de serviços hospitalares. Por conseguinte, é necessário adotar uma abordagem integrada na implementação de estratégias para melhorar a qualidade dos serviços de saúde. Os resultados mostram que as intervenções estratégicas no domínio da qualidade

A melhoria é impulsionada por sistemas, recursos e pessoas. A formulação da visão e da missão de uma organização é um dos factores mais importantes na implementação de estratégias de melhoria da qualidade.

Verificou-se também que a implementação de cartas de prestação de serviços a nível departamental reforçou o compromisso de uma prestação de cuidados de saúde eficaz. Com base nos resultados, pode concluir-se que a melhoria da qualidade dos serviços de cuidados em contextos de poucos recursos, como é o caso dos dois hospitais nacionais de referência, exige esforços concertados, embora com desafios. Alguns desses desafios incluem recursos financeiros e humanos insuficientes. No entanto, os desafios que exigem uma mudança de atitude podem ser resolvidos através de medidas adequadas de transformação organizacional.

5.3 Recomendações do estudo

O estudo forneceu informações importantes sobre a eficácia das estratégias de melhoria da qualidade dos cuidados de saúde utilizadas pelos hospitais de referência nacionais, que constituem a base para as recomendações do estudo. Os hospitais devem adotar uma abordagem integrada para implementar e monitorizar as várias estratégias de melhoria da qualidade para garantir que maximizam os resultados na prestação de serviços aos clientes.

É fundamental alargar a utilização das TIC nas operações hospitalares, uma vez que os resultados do estudo mostram que a utilização das TIC na prestação de serviços desempenha um papel mais importante na melhoria das medidas de processo e de resultados dos hospitais. Por conseguinte, a automatização total das operações hospitalares é fundamental para melhorar os tempos de resposta. Parte de
estratégias de melhoria da qualidade orientadas a nível institucional, alguns departamentos desenvolveram as suas próprias

programas para melhorar os seus serviços que têm sido muito bem sucedidos. Isto significa que a direção do hospital deve encorajar as várias unidades funcionais a adoptarem outros QIPs e inovações na prestação de serviços que sejam apropriados às suas funções e possivelmente integrá-los nos programas institucionais.

Também é necessário institucionalizar programas de formação para a mudança de comportamentos para uma implementação bem sucedida das estratégias. Os hospitais devem realizar programas contínuos de formação e sensibilização para criar uma plataforma propícia à implementação bem sucedida de várias intervenções estratégicas, uma vez que a atitude do pessoal é um dos principais obstáculos à implementação de intervenções estratégicas.

Os hospitais de referência nacionais implementaram sistemas de gestão da qualidade fragmentados nas suas operações, com algumas unidades funcionais a aplicarem diferentes ou uma combinação de diferentes PQI, resultando numa compreensão limitada dos mecanismos causais das intervenções para melhorar as medidas de estrutura, processo e resultados. Por conseguinte, é aconselhável escolher um modelo ideal para implementar estratégias para cuidados de saúde de qualidade que possam maximizar os resultados desejados a diferentes níveis dos sistemas de prestação de serviços. O estudo também recomenda a inclusão de estratégias de qualidade dos cuidados de saúde no currículo de base dos profissionais de saúde em várias instituições de formação, uma vez que existe uma compreensão limitada dos mecanismos causais das intervenções que podem ser utilizadas para melhorar a prestação de serviços nos hospitais.

5.4 Limitações do estudo

Este estudo foi limitado a dois hospitais de referência nacionais publicados no Quénia (KNH e

MTRH). No entanto, existem também outros hospitais de referência em vários distritos. O estudo foi realizado entre fevereiro e abril de 2014.

5.5 Recomendações para investigação futura

São necessários mais estudos sobre as intervenções estratégicas adequadas para melhorar os resultados clínicos. Este estudo centrou-se na eficácia de diferentes estratégias para a prestação de cuidados de saúde de elevada qualidade em sistemas hospitalares, com diferentes graus de sucesso. No entanto, o objetivo final dos prestadores de cuidados de saúde é obter melhores resultados clínicos. Por conseguinte, é necessário um estudo suplementar para identificar intervenções estratégicas específicas que possam ser utilizadas para melhorar a qualidade dos serviços e otimizar os resultados clínicos nos hospitais públicos do Quénia.

5.6 Implicações para a política, a teoria e a prática

O governo deve considerar o desenvolvimento de uma política para institucionalizar a introdução de PQIs nos hospitais públicos do país. Além disso, a gestão da qualidade deve fazer parte do currículo básico dos profissionais de saúde e tornar-se obrigatória para os gestores de saúde. Para assegurar a sustentabilidade desta iniciativa política, os programas de melhoria da qualidade devem ser integrados na gestão do desempenho dos vários hospitais públicos. Os resultados do estudo também mostraram que os hospitais funcionam com sistemas de gestão da qualidade fragmentados e o governo deve considerar o desenvolvimento de um quadro nacional de acreditação para hospitais públicos e privados, a fim de garantir a qualidade dos cuidados de saúde a nível nacional e regional.

REFERÊNCIAS

Agbor,J.M. (2011). *A relação entre a satisfação do cliente e a qualidade do serviço: Um estudo de três sectores de serviços em Umeå.* Escola Superior de Ciências Económicas de Umeå.

Al-Mazrou et al (1990). *Principles and Practice of Primary Health Care (Princípios e práticas dos cuidados de saúde primários).* Riade: Al-Helal Press.

Associação Americana do Coração. (2000). *Measuring and improving the quality of care.* Jornal da Associação Americana do Coração, 101, 1483-1493.

ASHA (1999). *Comité Ad Hoc sobre as Funções e Responsabilidades das Escolas Diretrizes do Patologista da Fala para as Funções e Responsabilidades do Patologista da Fala na Escola.* Rockville, MD

Barney, J.B. (2007). *Gaining and Sustaining Competitive Advantage* (3ª ed.), Upper Saddle River, NJ: Pearson Education.

Barouch,P.G. (2011). *A gestão da qualidade total como uma teoria da mudança.* Total Quality Management & Excellence, 39, (2), 2011.

Berenson et. al (2013). *Atingir o potencial das medidas de desempenho dos cuidados de saúde: Análise atempada de questões urgentes de política de saúde.* Instituto Urbano

Associação Médica da Colúmbia Britânica (2006). *Esperar demasiado tempo: encurtar e melhorar* Gerir. Tempos de espera na Colômbia Britânica. BCMA

Boyce, N. (1996). *Using outcome data to measure quality in health care. International* Journal of Quality in Health Care.8, (2), 101-104.

Brent, C., & James, M.D. (1989). *Quality management for health care.* Associação Americana de Hospitais. Chicago.

Brook, et al. (2000). *Definição e medição da qualidade dos cuidados: uma perspetiva dos EUA Investigador.* Revista Internacional de Qualidade em Cuidados de Saúde, 12, (4), 281-295.

Bruning, P. (2011). *Desafios económicos da reforma da saúde:* International Research Institutes Global Health Survey.

Burton, D. (ed.). (2000). *Research training for social scientists:* a handbook for postgraduate researchers. Londres, Sage.

Buttell et al (2007). *Qualidade nos cuidados de saúde: Concepts and Prática.* Obtido em 24/07/2013 de ttp://healthcarecollaboration.typepad.com.

Chassin, M.R. (2010). *Medidas de Accountability - Medição para a promoção da: Melhoria da Qualidade.* The New England journal o f medicine, 363.7.

Chopra, et al. (2012). *Strategies to improve health care and reduce the equity gap in child survival, health and nutrition [Estratégias para melhorar os cuidados de saúde e reduzir o défice de equidade na sobrevivência, saúde e nutrição das crianças].* Lancet, 380,1331-40.

Cole, G.A. (1994). *Strategic Management: Theory and Practice.* Londres. Publicações DP.

Fórum de Saúde dos Consumidores da Austrália. (2008): *The role of a Health Rights Charter in improving safety and quality in health care.* Documento informativo

Creel et al (2002). *Overview of quality of care in reproductive medicine (Visão geral da qualidade dos cuidados em medicina reprodutiva). Saúde: Definições e Medidas de qualidade.* P C P R B.

Darbi,W.P.K. (2012). *Das declarações de missão e visão e seu potencial impacto no comportamento e atitudes dos funcionários: O caso de uma instituição terciária pública, mas orientada para o lucro.* Revista Internacional de Economia e Ciências Sociais, 3 (14)

Dincer et al (2006). *The Strategic Planning Process: Evidence from Turkish Firms.*

Management Research News, 29 (4), 206-219.
Edwards, J.N., & Diana Rodin. (2012). *The Use of Electronic Health Records to Improve Quality and Efficiency: The Experiences of Leading Hospitals [A utilização de registos de saúde electrónicos para melhorar a qualidade e a eficiência: as experiências dos principais hospitais].* Commonwealth Fund.
Elo, S., & Kyngas, H. (2008). *O processo de análise de conteúdo qualitativo.* Journal of Advanced Nursing 62(1), 107-115. recuperado em 28/08/2013 de doi: 10.1111/j.1365-2648.2007.04569.x
Franks. O.S.W. (2009). *Um modelo teórico para a implementação da gestão da qualidade numa organização.*
Ambiente automatizado. Revista Internacional de Controlo e Automação, 2, (2)
Friedberg et al (2010). *Paying For Performance In Primary Care: Potential Impact On Practices And Disparities.* Health Affairs, 29,(5), 926-932 Acedido em 25/08/2013 a partir de doi: 10.1377/hlthaff.2009.0985
Goldstein, S.M., Johnston,R., JoAnn Duffy, J., & Raod, J. (2002). *The service concept: the missing link in service design research?* Journal of Operations Management 20 (2002) 121-134
Governo do Quénia. (2010). *Avaliação do Sistema de Saúde do Quénia 2012,* Nairobi: Gabinete de Impressão do Governo.
Graham, I.D., & Tetroe, J. (2007). *How to translate health research findings into effective health care interventions.* Health Care Quarterly, 10(3).
Fundação para a Saúde. (2012). *Overcomingchallengesto improvingquality.Lessons from the Health Foundation's improvement programme evaluations and relevant literature.* Fundação para a Saúde, Londres
Hernon, P., & Nitecki, A. (2001). *Qualidade do serviço: um conceito ainda não totalmente explorado.*
Library Trends, 49, 4: 687-708
Heuvel, J.V. (2001). *A eficácia da ISO 9001 e do Six Sigma nos cuidados de saúde.* Publicações de qualidade Beaumont
Hockey, P.M., & Marschall, M.N. (2009). *Os médicos e a melhoria da qualidade.* Journal of the Royal Medicine, 102, 173-176.
Ilminen, G.R. (2003). *Qualidade nos cuidados de saúde: Melhorar a medição nos cuidados de saúde.*
Obtido em 21/07/2013, de www.asq.org.
Organização Internacional de Normalização. (2013). *ISO e saúde: fortalecer as comunidades para o futuro.* Secretariado Central da ISO, Genebra.
Jennings et al (eds.). (2007). *Quality Improvement: Ethical and Regulatory Issues (Melhoria da Qualidade: Questões Éticas e Regulamentares).* The Hastings Centre Garrison, Nova Iorque.
Johnson et al (2008). *Exploring Corporate Strategy Text Cases.* th(8 ed). Prentice Hall
Plano Estratégico do Hospital Nacional Kenyatta 2008-2012, KNH.
Kimalu et al (2004). *An overview of the health sector in Kenya (Uma visão geral do sector da saúde no Quénia).*
KIPPRA, Nairobi.
Lally, A.M., & Fynes, B. (2006). *Articulando o conceito de serviço para melhorar os autores de design de experiência turística.* Conferência Anual da Academia Irlandesa de Gestão 2006. Artigo de concurso
Levine, D.I., &Toffel, M.W. (2010). *Quality Management and Job Quality: How the ISO 9001 Standard for Quality Management Systems Affects Employees and Employers.* Documento de trabalho, Harvard Business School.

McNAMARA, P. (2005). *Perspectivas do pagamento baseado na qualidade: seis estudos de caso*. International Journal for Quality in Health Care, 17,(4), 357-362 Obtido em 02/05/2013 de http://intqhc.oxfordjournals.org/.

MEDPAC. (2004). Information Technology in Health Care. Relatório ao Congresso: New Approaches in Medicare

Ministério da Saúde. (2001). Wellington, Nova Zelândia. Recuperado em 20/08/2013 de www.moh.govt.nz.

Hospital de Ensino e Referência de Moi. (2013). Recuperado em 20/07/2013 de http://www.mtrh.or.ke/index.php/about-us.

Mintzberg et al (1999). *The strategy process*. Pearson Education Limited.

Mitchell et al (2012). *Core principles and values of effective team-based health care*. Documento de discussão, Instituto de Medicina, Washington, DC. Obtido em 22/07/2013, de www.iom.edu/tbc.

Muga et al (2005). *Overview of the health system in Kenya (Visão geral do sistema de saúde no Quénia)*. Gabinete Central de Estatística. Nairobi.

Mugenda, O.M., & Mugenda, A.G. (1999). *Research Methods: Quantitative and Qualitative Approaches (Métodos de Investigação: Abordagens Quantitativas e Qualitativas)*. Nairobi: ACTS press.

Comité Nacional de Estatísticas Vitais e de Saúde. (2004). *Medir a qualidade dos cuidados de saúde: Barreiras e oportunidades*. Obtido em 20/07/2013 de http://docsfiles.com.

Comité Nacional para a Qualidade dos Cuidados de Saúde. (2003). *Acelerar a melhoria da qualidade nos cuidados de saúde*. Actas de uma conferência. Fundação NIHCM. Obtido em 19/07/2013, de *http://nihcm.org*.

Nollet et al (2005). *Sobre estratégia e estratégias na gestão da cadeia de abastecimento*. Journal of Purchasing & Supply Management, 11,129-140.

Instituto de Saúde Pública da Carolina do Norte. (2008). *Oportunidades para promover a melhoria da qualidade na saúde pública*. Obtido em 15/07/2013, de http://nciph.sph.unc.edu.

Iniciativa de Saúde *Aberta* (2012). *A Iniciativa de Saúde Aberta para melhorar a saúde reprodutiva,*
Saúde materna, neonatal e infantil na Comunidade da África Oriental Parceiro Estados. Arusha

O'Reilly et.al. (2010). *A importância da liderança: O impacto do alinhamento da liderança na Realização da estratégia*. The Leadership Quarterly, 21, 104-113

Otiato, P.O. (2009). *A qualidade da educação e o seu papel no desenvolvimento nacional: um estudo de caso das reformas educativas no Quénia*. Kenya Studies Review, 1, 133-149.

Oyaya, C.O., & Rifkin, S.B. (2003). *Health sector reforms in Kenya: an examination of county-level planning*. Health Policy, 64, 113-127.

Pearce, J. A. & Robinson, R. B. (2011). *Gestão estratégica: formulação, implementação e controlo*. Mc Graw Hill International. 12ª edição.

Pereraa, P.R & Peiro', M. (2012). *O planeamento estratégico nas organizações de saúde*. Focus on: Healthcare Management (II), 65(8):749-754. Recuperado em 17/10/2014 de http://www.revespcardiol.org.

Plsek, P. (2003). *Complexity and the adoption of innovations in health care*. Plsek & Associates, Inc. Roswell.

Porter, M. E. (1980). *Competitive Strategy: Techniques for analysing industries and Concorrentes*. Nova Iorque: Free Press.

Porter, M.E. (1985). *Vantagem competitiva: criar e manter a superioridade*

Desempenho. Nova Iorque: Free Press.

Porter, M. E. (1980). *Competitive Strategy: Techniques for analysing industries and Concorrentes*. Nova Iorque: Free Press.

Puga et al (2012). *Adoção das melhores práticas da ciência das equipas num projeto de melhoria dos cuidados de saúde Rede de investigação: O impacto na divulgação e implementação*. Obtido em 04/08/2013, de http://dx.doi.org.

Raleigh, V.S., & Foot, C. (2010). *Encontrar a medida da qualidade: Opportunities and challenges*. Londres: The Kings Fund.

RAND. (2010). *Avaliação comparativa internacional da qualidade dos cuidados de saúde*. RAND e London School of Hygiene and Tropical Medicine.

Ramirez, B. (2013). *Globalização e reforma dos cuidados de saúde*. Gestão e Informática em Saúde da UCF.

Saunders et al (1997). *Métodos de investigação para estudantes de gestão*. Edinburgh Gate: Pearson.

Shah, A. (2013). Cuidados de saúde em todo o mundo. Global Issues. Recuperado em 17/092013 de<http://www.globalissues.org/article/774/health-care-around-the-world.

Carroll, et. al. (2007). Hospital Quality Improvement: Strategies And Lessons From U.S. Hospitals [Melhoria da Qualidade Hospitalar: Estratégias e Lições dos Hospitais dos EUA]. Commonwealth Fund.

Stoney, C. (2001). *Gestão estratégica ou tipologia estratégica. Um estudo de caso de Mudanças numa autarquia local no Reino Unido*. A revista internacional para o sector público Gestão do sector, 14, 27-42.

Strite,S., & Stuart,M.E. (2005). *Identificando lacunas na qualidade e no valor*. O médico Executivo.

Thompson et al (2007). *Crafting and Executing Strategy*. McGraw-Hill Irwin.

Tsoukatos et al (2004). *Diagnóstico e melhoria da qualidade do serviço no sector O sector dos seguros na Grécia e no Quénia*. Universidade de Lancaster, Reino Unido. Obtido em 22/07/2013, de http://www.lums.co.uk/publications.

Turin, D.R. (2010). *Utilização dos cuidados de saúde no sistema de saúde do Quénia: desafios e Possibilidades*. Recuperado em 13/06/2013 de http://www.studentpulse.com.

Whittington, R. (1993). *What is strategy - and does it matter?* Londres: Routledge.

Werner R. M., & Asch, D.A. (2007). *Preocupações clínicas relativas ao desempenho clínico Medida*. Annals of Family Medicine, 5,159-63.

Werner R.M., & Asch, D.A. (2005). *The unintended consequences of public reporting of quality information*. Journal of the American Medical Association, 293,1239-44.

Wamai, R.G. (2009). *O sistema de saúde do Quénia: análise da situação e desafios persistentes*. JMAJ, 52(2),134-140.

OMS. (2008). *Diretrizes para o desenvolvimento de estratégias de qualidade e segurança com uma abordagem de sistemas de saúde*. Dinamarca

OMS. (2003) *Quality and accreditation in health care: A global overview*. OMS, Genebra, Suíça.

OMS. (2008). *Conjunto de ferramentas para monitorizar o reforço dos sistemas de saúde: prestação de serviços*. Imprensa da OMS, Genebra.

OMS. (2006). *Qualidade dos cuidados de saúde. Um processo para a tomada de decisões estratégicas nos sistemas de saúde*. Imprensa da OMS, Genebra.

Weiner, B.J. (2009). *A theory of organisational readiness for change (Uma teoria da prontidão organizacional para a mudança)*. Ciência da Implementação, 4(67)

Werner, R. M., & Asch, D.A. (2007). *Preocupações clínicas sobre o desempenho clínico Medição.* Annals of Family Medicine, 5, 159-63.

Werner R.M., & Asch, D.A. (2005). *The unintended consequences of public reporting of quality information.* Journal of the American Medical Association, 29,1239-44.

Wild. et al. (2012). *Restrições comuns e problemas de incentivos na prestação de serviços.* Documento de Trabalho 351, ODI, Londres.

Yarger, H.R. (2006). *Teoria estratégica para o século XXI: The little book on grand strategy.* Governo dos Estados Unidos.

Zadry, H.R., & Yusof, S.M. (2006). *Total Quality Management and Theory of Constraints Implementation in Malaysian Automotive Suppliers: A Survey Result.*Total Quality Management, 17 (8), 999-1020

ZU et.al. (2008): *A teoria evolutiva da gestão da qualidade: o papel do Seis Sigma.* Journal of Operations Management ,26,630-650

APÊNDICES:

1. Questionário

Caro participante,

<u>Re: Um estudo sobre a eficácia das estratégias para melhorar a qualidade dos cuidados de saúde nos hospitais nacionais de referência no Quénia</u>

O meu nome é **Douglas Odhiambo Owino**. Estou a estudar Administração de Empresas na Universidade de Nairobi. Estou a realizar um estudo sobre a eficácia das estratégias para melhorar a qualidade dos cuidados de saúde nos hospitais nacionais de referência no Quénia. Garanto que as seguintes condições serão rigorosamente cumpridas:

1) O seu nome verdadeiro não é utilizado em nenhuma parte do relatório escrito

2) A sua participação neste exame é voluntária; tem o direito de se retirar a qualquer momento durante a entrevista.

Obrigado por ter aceite participar neste estudo.

Instruções: *Assinale {√} se aplicável*

SECÇÃO I: INFORMAÇÕES GERAIS

1. Por favor, introduza o seu departamento..................................
2. Quantos empregados trabalham no departamento?...................
3. Quantos são médicos? ....
4. Quantos são funcionários não médicos.......................

SECÇÃO II: ESTRATÉGIAS PARA CUIDADOS DE SAÚDE DE QUALIDADE

Selecione e classifique as iniciativas de melhoria da qualidade tomadas pelo seu serviço

Quality Improvement Initiatives	Highly successful	Very successful	Somewhat successful	unsuccessful	Not implemented
5. Strategic Leadership Training					
6. Results-Based Financing					
7. ICT innovations					
8. Quality Management Standards and Systems					
9. Others Quality Improvement Initiatives, Please specify……… ………					

SECÇÃO III: EFICÁCIA DAS ESTRATÉGIAS PARA A QUALIDADE DOS CUIDADOS DE SAÚDE

A. Acções estruturais

10. Como classificaria o seu sistema de acompanhamento?

    Extremamente rápido [ ] muito rápido [ ] um pouco rápido [ ] lento [ ] muito lento [ ]

11. Como classificaria o feedback que dá aos seus clientes?

    Extremamente rápido [ ] muito rápido [ ] um pouco rápido [ ] lento [ ] muito lento [ ]

12. Como avalia a adequação das instalações para a prestação dos seus serviços?

    Totalmente adequado [ ] Moderado [ ] Baixo [ ] Inadequado [ ] Não disponível [ ]

B. Medidas relacionadas com o processo

13. Como classificaria o tempo que demora a admitir doentes no seu serviço?

    Extremamente rápido [ ] muito rápido [ ] um pouco rápido [ ] lento [ ] muito lento [ ]

14. Como descreveria o tempo que demora a tratar os doentes em ambulatório no seu serviço?
    Extremamente rápido [ ] muito rápido [ ] um pouco rápido [ ] lento [ ] muito lento [ ]

15. Como avalia o tempo que os doentes demoram a ter alta do hospital?
    Extremamente rápido [ ] muito rápido [ ] um pouco rápido [ ] lento [ ] muito lento [ ]

16. Como descreveria o tempo que dedica a cuidar dos clientes internos do seu departamento?
    Extremamente rápido [ ] muito rápido [ ] um pouco rápido [ ] lento [ ] muito lento [ ]

17. Como descreveria o tempo que demora a tratar os esclarecimentos externos no seu serviço?
    Extremamente rápido [ ] muito rápido [ ] um pouco rápido [ ] lento [ ] muito lento [ ]

C. Medidas relacionadas com os resultados

18. Indique qual é a taxa de readmissão dos doentes no seu serviço

    1-2 vezes [ ] 3-4 vezes [ ] 5-6 vezes 7-8 vezes [ ]

    Outro, por favor especifique.........

19. Indique a taxa de mortalidade média dos últimos 3 meses no seu serviço

    0- 10% [ ] 11%- 20% [ ] 21% - 30% [ ] 31%-40% [ ] Outro, por favor especifique...................

20. Como classificaria a satisfação dos seus clientes com os seus serviços?
    Extremamente satisfeito [ ] Muito satisfeito [ ] Um pouco satisfeito [ ] Insatisfeito [ ] Muito insatisfeito [ ]

21. Qual é a duração média de internamento dos doentes internados no seu serviço?

    1 dia - 5 dias [ ] 1 semana [ ] 2 semanas [ ] 3 semanas [ ] 1 mês [ ]
    1 mês e mais [ ]

22. Qual é o tempo médio de espera de um cliente no seu departamento?
    Dentro de 1 minuto [ ] 2-10 minutos 11-30 minutos [ ] 31 minutos- 1 hora [ ] Mais de 1 hora

SECÇÃO IV: Factores decisivos para a implementação de cuidados de saúde de elevada qualidade

23. Existe uma carta de prestação de serviços a nível departamental? sim [ ]
24. Tem uma encomenda para o seu serviço? sim [ ]
25. Existe uma declaração de missão para o seu departamento? sim [ ] não [ ]
26. Tem um plano estratégico para o seu departamento?

	Very great extent	Great extent	Moderate Extent	Small extent	Very Small extent
27. Service delivery charter					
28. Departmental mission					
29. Departmental vision					
30. Departmental strategic plan					

Outros factores importantes para estratégias de cuidados de saúde de elevada qualidade

31. Cite alguns dos factores que facilitaram a implementação de iniciativas de melhoria da qualidade nos hospitais
32. Que desafios enfrentou ao implementar as iniciativas para melhorar a qualidade nos hospitais?

Obrigado por preencher este questionário

ii. Formulário de consentimento informado

	YES	NO
1. I understand the implications of this study		
2. I understand that have the right to withdraw at any point in the interview		
3. I understand that data collected shall be used for purposes of this study only		
4. I have the right to seek legal redress if my rights are violated by the researcher		
5. I agree to participate in the study voluntarily		

Nome do entrevistado.................................... Assinatura.......................

Data............................

Nome do investigador.. Assinatura.......................

Data.............................

iii. a análise de regressão

Coefficients[a]

Model		Unstandardized Coefficients		Standardized	t	Sig.
		B	Std. Error	Beta		
1	(Constant)	2.242	.530		4.226	.000
	Rate Strategic Leadership	-.178	.140	-.244	-1.274	.207
	Rate Results Based	.151	.144	.178	1.055	.296
	Rate ICT	-.032	.148	-.035	-.217	.829
	Rate Quality Management	.438	.149	.559	2.929	.005
	Rate other Quality	-.098	.094	-.122	-1.044	.300

a. Variável dependente: Como classificaria o sistema de acompanhamento no seu departamento?

Coefficients[a]

Model		Unstandardized Coefficients		Standardized	t	Sig.
		B	Std. Error	Beta		
1	(Constant)	1.507	.501		3.010	.004
	Rate Strategic Leadership	-.043	.132	-.060	-.323	.748
	Rate Results Based	-.057	.135	-.069	-.421	.675
	Rate ICT	.169	.140	.189	1.211	.231
	Rate Quality Management	.344	.141	.453	2.437	.018
	Rate other Quality	.023	.088	.029	.256	.799

a. Variável dependente: Como classificaria o feedback dado aos seus clientes

Coefficients[a]

Model		Unstandardized Coefficients B	Unstandardized Coefficients Std. Error	Standardized Beta	t	Sig.
1	(Constant)	3.576	.907		3.942	.000
	Rate Strategic Leadership	.038	.239	.033	.158	.875
	Rate Results Based	.084	.246	.063	.341	.734
	Rate ICT	.240	.254	.167	.946	.348
	Rate Quality Management	-.201	.256	-.166	-.787	.434
	Rate other Quality	-.207	.160	-.167	-1.293	.201

a. Variável dependente: Como classificaria o tempo de admissão dos doentes

Coefficients[a]

Model		Unstandardized Coefficients B	Unstandardized Coefficients Std. Error	Standardized Beta	t	Sig.
1	(Constant)	3.259	.988		3.300	.002
	Rate Strategic Leadership	.267	.256	.222	1.041	.302
	Rate Results Based	-.164	.263	-.117	-.624	.535
	Rate ICT	.350	.286	.225	1.226	.225
	Rate Quality Management	-.284	.281	-.220	-1.012	.316
	Rate other Quality	-.110	.173	-.083	-.635	.528

a. Variável dependente: Como descreveria o tempo que demora a tratar dos doentes?

Coefficients[a]

Model		Unstandardized Coefficients		Standardized	t	Sig.
		B	Std. Error	Beta		
1	(Constant)	3.447	.715		4.818	.000
	Rate Strategic Leadership	-.013	.189	-.013	-.068	.946
	Rate Results Based	-.041	.194	-.036	-.210	.835
	Rate ICT	.611	.200	.504	3.058	.003
	Rate Quality Management	-.216	.202	-.210	-1.072	.288
	Rate other Quality	-.161	.126	-.153	-1.276	.207

a. Variável dependente: Como é que estima o tempo que demora a dar alta aos pacientes?

Coefficients[a]

Model		Unstandardized Coefficients		Standardized	t	Sig.
		B	Std. Error	Beta		
1	(Constant)	2.456	1.195		2.055	.044
	Rate Strategic Leadership	-.010	.315	-.007	-.033	.974
	Rate Results Based	-.135	.323	-.079	-.419	.677
	Rate ICT	.445	.334	.239	1.333	.187
	Rate Quality Management	-.230	.337	-.146	-.683	.497
	Rate other Quality	.008	.211	.005	.036	.971

a. Variável dependente: Indique a taxa de readmissão no prazo de seis meses no seu departamento

Coefficients[a]

Model		Unstandardized Coefficients		Standardized	t	Sig.
		B	Std. Error	Beta		
1	(Constant)	1.759	1.162		1.514	.135
	Rate Strategic Leadership	-.056	.306	-.037	-.182	.856
	Rate Results Based	-.073	.314	-.042	-.233	.816
	Rate ICT	.844	.325	.445	2.598	.012
	Rate Quality Management	-.307	.327	-.191	-.939	.351
	Rate other Quality	-.092	.205	-.056	-.448	.656

a. Variável dependente: introduzir a taxa média de mortalidade nos últimos três meses

Coefficients[a]

Model		Unstandardized Coefficients		Standardized	t	Sig.
		B	Std. Error	Beta		
1	(Constant)	3.065	1.120		2.737	.008
	Rate Strategic Leadership	.435	.295	.306	1.475	.145
	Rate Results Based	-.368	.303	-.221	-1.214	.229
	Rate ICT	.375	.313	.208	1.197	.236
	Rate Quality Management	-.520	.316	-.340	-1.646	.105
	Rate other Quality	-.175	.198	-.112	-.884	.380

a. Variável dependente: Introduzir a taxa média de infeção nos últimos três meses no seu departamento

Coefficients[a]

Model		Unstandardized Coefficients		Standardized	t	Sig.
		B	Std. Error	Beta		
1	(Constant)	1.323	.618		2.141	.036
	Rate Strategic Leadership	-.183	.163	-.220	-1.126	.265
	Rate Results Based	.362	.167	.372	2.164	.034
	Rate ICT	-.005	.173	-.005	-.032	.975
	Rate Quality Management	.256	.174	.287	1.471	.146
	Rate other Quality	.030	.109	.033	.275	.784

a. Variável dependente: Como classificaria a satisfação do cliente no seu departamento

Coefficients[a]

Model		Unstandardized Coefficients		Standardized	t	Sig.
		B	Std. Error	Beta		
1	(Constant)	3.309	1.387		2.386	.020
	Rate Strategic Leadership	-.167	.365	-.098	-.457	.650
	Rate Results Based	.084	.375	.042	.223	.824
	Rate ICT	.246	.388	.114	.634	.529
	Rate Quality Management	.141	.391	.078	.362	.719
	Rate other Quality	-.069	.245	-.037	-.283	.778

a. Variável dependente: Qual é o tempo médio de permanência dos doentes internados nos vossos serviços?

Coefficients[a]

Model		Unstandardized Coefficients		Standardized	t	Sig.
		B	Std. Error	Beta		
1	(Constant)	4.629	.729		6.350	.000
	Rate Strategic Leadership	-.183	.192	-.187	-.955	.343
	Rate Results Based	.175	.197	.152	.886	.379
	Rate ICT	-.435	.204	-.349	-2.134	.037
	Rate Quality Management	.595	.205	.564	2.898	.005
	Rate other Quality	.133	.129	.123	1.034	.305

a. Variável dependente: Como descreveria a quantidade de tempo despendido a cuidar dos clientes internos

Coefficients[a]

Model		Unstandardized Coefficients		Standardized	t	Sig.
		B	Std. Error	Beta		
1	(Constant)	4.589	.712		6.446	.000
	Rate Strategic Leadership	-.192	.188	-.200	-1.024	.310
	Rate Results Based	.166	.193	.148	.862	.392
	Rate ICT	-.404	.199	-.332	-2.033	.046
	Rate Quality Management	.585	.201	.567	2.917	.005
	Rate other Quality	.143	.126	.135	1.135	.261

a. Variável dependente: Como descreveria o tempo despendido no atendimento a clientes externos

Coefficients[a]

Model		Unstandardized Coefficients		Standardized	t	Sig.
		B	Std. Error	Beta		
1	(Constant)	4.659	.731		6.372	.000
	Rate Strategic Leadership	-.162	.193	-.165	-.842	.403
	Rate Results Based	.160	.198	.139	.809	.422
	Rate ICT	-.440	.204	-.353	-2.154	.035
	Rate Quality Management	.580	.206	.550	2.815	.007
	Rate other Quality	.136	.129	.126	1.050	.298

a. Variável dependente: Qual é o tempo médio de espera até que um cliente seja atendido?

Coefficients[a]

Model		Unstandardized Coefficients		Standardized	t	Sig.
		B	Std. Error	Beta		
1	(Constant)	1.323	.618		2.141	.036
	Rate Strategic Leadesrhip	-.183	.163	-.220	-1.126	.265
	Rate Results Based	.362	.167	.372	2.164	.034
	Rate ICT	-.005	.173	-.005	-.032	.975
	Rate Quality Management	.256	.174	.287	1.471	.146
	Rate other Quality	.030	.109	.033	.275	.784

a. Variável dependente: Como classificaria a satisfação do cliente no seu departamento?

Índice

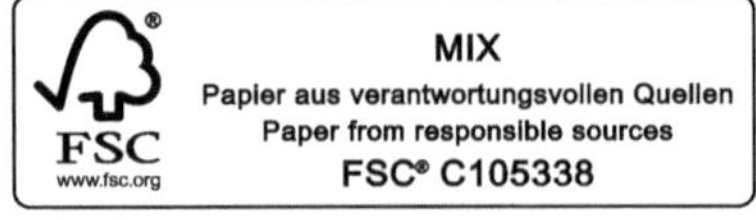

Printed by Books on Demand GmbH, Norderstedt / Germany